神经系统疾病
经颅磁刺激治疗

主编 郭 毅

科 学 出 版 社

北 京

内 容 简 介

本书基于神经内科临床案例，结合现有的临床证据（国内外指南、随机对照试验、荟萃分析和系统评价）及患者个体化因素，归纳了经颅磁刺激在不同神经系统疾病中的临床应用，涉及病种包括抑郁症、焦虑症、躯体形式障碍、睡眠障碍、脑梗死后遗症、脑卒中后抑郁，以及阿尔茨海默病、血管性认知障碍、帕金森病、梅杰综合征、特发性震颤、遗传性脊髓小脑共济失调、神经病理性疼痛及偏头痛、癫痫等。由疾病的发生发展、检查诊断引申出疾病的治疗现状、经颅磁刺激治疗方法及有效性探讨。

本书内容贴近临床、深入浅出，适合神经内科、精神科、康复科、老年科医生，以及从事经颅磁刺激治疗的专业人员阅读。

图书在版编目（CIP）数据

神经系统疾病经颅磁刺激治疗 / 郭毅主编. —北京：科学出版社，2021.5
ISBN 978-7-03-067269-8

Ⅰ. ①神…　Ⅱ. ①郭…　Ⅲ. ①电磁脉冲–物理治疗仪器–临床应用–神经系统疾病–治疗　Ⅳ. ①R740.8

中国版本图书馆 CIP 数据核字（2020）第 265264 号

责任编辑：马晓伟 / 责任校对：张小霞
责任印制：赵　博 / 封面设计：吴朝洪

科　学　出　版　社 出版
北京东黄城根北街 16 号
邮政编码：100717
http://www.sciencep.com
三河市春园印刷有限公司印刷
科学出版社发行　各地新华书店经销
*
2021 年 5 月第 一 版　开本：1/16（720×1000）
2024 年 5 月第六次印刷　印张：11
字数：213 000
定价：80.00 元
（如有印装质量问题，我社负责调换）

《神经系统疾病经颅磁刺激治疗》

编 写 人 员

主　编　郭　毅

编　者　（按姓氏笔画排序）

　　　　王　倩　　石　雪　　任惠霞　　苏晓琳

　　　　杨苗娟　　张　慧　　陈思言　　周致帆

　　　　党　鸽　　郭　毅　　黄　莹　　曾思琳

　　　　蔡　敏

前　　言

我们是如何开展这项工作的

我们从 2016 年开始接触经颅磁刺激（TMS）这一领域，到目前已近 5 年，借助于深圳"三名工程"，我们有幸和斯坦福大学 Robert Malenka 院士团队合作。考察斯坦福大学时，我们原打算在痴呆方面展开合作，但 Malenka 院士团队的 Amit Etkin 教授向我们展示了他们所做的脑功能成像，尤其是结合 TMS 脑电的诊疗系统，我预感这一定会是今后神经内科的发展方向。传统上，认知情感领域属于精神科的范畴，但神经内科疾病及全身九大系统疾病都与认知情感相关，从意识障碍、癫痫等神经系统疾病，到心律失常等各器官功能障碍性疾病，无一不涉及高级神经活动。正是基于这样一个机遇和认识，我们开始了漫长的脑网络及 TMS 的研究。

借助于"三名工程"的经费支持，我们购买了相应的脑电图仪和经颅磁刺激仪，开始了相关研究。当时，TMS 在神经内科领域的应用相当少见，而是广泛应用于精神科和康复科，与我们合作的斯坦福大学 Malenka 院士团队成员正是精神科领域或者说认知领域的专家。由于 TMS 治疗相对简单，当时神经内科医生大都认为这只是一种康复手段，直到现在大部分神经内科医生仍不认可 TMS。但是，经过近 5 年的临床实践，我们中心 TMS 治疗已达 6 万人次，每天可治疗 120～150 人，TMS 已经在神经内科领域显示出其应用价值。使我们感到惊喜的是，神经内科的一些疑难杂症或不治之症，经 TMS 治疗后，在短短的时间内出现了意想不到的效果，如遗传性共济失调、梅杰综合征（Meige syndrome）、癫痫、血管性认知障碍、慢性睡眠障碍、脑卒中后抑郁、原发性震颤、偏头痛等。虽然 TMS 并非总能获得好的效果，但至少较目前的治疗手段，这是一个不小的进步，而且是一个亟待开发的领域。基于脑电，我们对脑疾病功能脑网络的研究也有了一些可喜的成果，为我们在疾病认知领域开拓出崭新视野。正如业界一位学者所说，脑功能时代是神经科学 3.0 时代，我们在努力迎接这个时代的到来。目前在我们团队的影响下，应用脑网络的观点看待神经系统疾病这一理念已经在广东省，甚至国内传播，脑连接组学将为今后 TMS 的精准靶向治疗提供依据。

在这 5 年中，我们先后派 8 人赴斯坦福大学学习，他们都具有研究生以上学历和至少 3 年的临床经验，且有一定的 TMS 治疗经验和脑电分析能力。斯坦福大学 Malenka 院士团队的成员每年都会赴深圳为我们提供指导，和我们讨论治疗的细节，是我们团队的重要技术支撑力量。此外，我们已连续 4 年举办认知障碍与神经调控国际论坛，邀请美国斯坦福大学、康奈尔大学、南卡罗来纳大学、佐治亚大学，加拿大西蒙弗雷泽大学，澳大利亚蒙纳士大学等著名大学教授来深圳交流，并与中国科学院、南方科技大学、深圳大学、北京大学深圳研究院及深圳湾实验室开展广泛的交流，开阔了我们及国内同行的视野。

为什么要写这本书

目前已出版的 TMS 治疗相关著作基本是由精神科和康复科医生撰写，鲜有神经内科医生参与，且所涉及病种基本在以上两个领域内。从神经内科医生的角度探索 TMS 在神经内科相关疾病的应用，国内还很少见。本书编者均具有丰富的临床经验及良好的研究背景，大部分有国外学习经历，使本书具备了很好的科学性和实用性。我们希望本书能帮助神经内科医生提高对功能脑网络及神经调控的认识，尤其是让更多人看到无创神经调控未来的美好前景。

本书主要面向神经内科、精神科、康复科、老年科医生，以及从事 TMS 治疗的专业人员，考虑到其他专科医生对神经系统疾病的了解程度，本书第三至十六章以临床案例开头，由疾病的发生发展、检查及诊断引申出疾病治疗现状、TMS治疗方法归纳及有效性探讨；每章末对疾病诊疗的临床现状进行简要概括，并对本章主要观点进行简要回顾，希望能帮助读者加深理解。

郭 毅

2020 年 9 月 26 日

目　　录

第一章　经颅磁刺激技术概述

自 19 世纪 30 年代法拉第确定电磁感应定律以来，人类对经颅电磁刺激的探索一直没有止步。然而直至 20 世纪 80 年代，才由英国谢菲尔德大学的 Anothony Barker 成功获得以微秒速度开关巨大电流的无创无痛刺激大脑的方法——经颅磁刺激（transcranial magnetic stimulation，TMS）技术。随着 TMS 的发展，尤其是 1989 年具有连续可调重复刺激的重复经颅磁刺激（repetitive transcranial magnetic stimulation，rTMS）的诞生，模拟大脑神经抑制或兴奋的放电模式进行长时间程序性刺激，实现对大脑皮质的神经调控成为可能。rTMS 治疗抑郁症的首个案例报道出现于 1993 年，此后相应研究和临床应用报道层出不穷，涉及抑郁症、脑血管病、帕金森病、认知功能障碍、焦虑症、强迫症、偏头痛、难治性癫痫等多种神经精神疾病。随着科研和临床应用规模的扩大，以及方法的不断改进、数据的不断积累，TMS 作为神经功能检测和调控工具的强大功能被逐渐认可。据目前资料统计，在 *MEDLINE* 等国际权威学术期刊上发表的 TMS 相关研究论文已近 2 万篇。因其无创、无痛、安全可靠的物理特性，TMS 与正电子发射断层显像（positron emission tomography，PET）、功能性磁共振成像（functional magnetic resonance imaging，fMRI）、脑磁图（magnetoencephalogram，MEG）技术并称为"21 世纪的四大脑科学技术"。

TMS 技术是一项基于电磁感应与电磁转换原理，利用刺激发生器内高压电容产生高压电流作用于刺激线圈，线圈中产生的时变磁场无衰减地穿透颅骨，刺激大脑皮质及外周神经，产生感应电流，改变神经细胞的动作电位，影响脑内递质代谢和神经电活动，从而引发一系列生理生化反应的磁刺激技术。这些生理生化效应主要包括：①调节大脑皮质兴奋性；②改变突触之间的连接，修复未完全受损神经细胞；③影响脑血流和血氧水平；④促进脑内神经递质的释放；⑤刺激神经营养因子的分泌；⑥诱发神经网络震荡。利用 TMS 刺激时及刺激后的延续效应，可以达到对神经系统功能进行调控的目的。TMS 主要的刺激模式包括如下 5 种。

（1）单脉冲经颅磁刺激（single-pulse TMS，spTMS）：每次输出一个刺激脉冲，主要用于电生理检查。常用检测指标有：①运动诱发电位（motor evoked potential，MEP），反映神经传导通路的整体同步性和完整性，主要观察指标是潜伏期和波幅；②中枢运动传导时间（central motor conduction time，CMCT），与皮质脊髓束的传导功能相关；③运动阈值（motor threshold，MT），与神经元膜的兴奋性相关；④皮质静息期（cortical silent period，cSP），与长持续皮质兴奋性、抑制性中间神经元活性相关等。

（2）成对脉冲刺激（paired-pulse TMS，ppTMS）：每次锁时输出成对两个脉冲，两个脉冲的间隔0~200毫秒。这两个脉冲可以输出到同一刺激线圈，相继刺激同一部位，也可以分别输出到两个刺激线圈，相继刺激不同的部位。ppTMS主要用于检测皮质神经的兴奋性与抑制性、皮质之间的传导与功能完整性。常用的检测指标有：①短间隔经皮质抑制（short-interval intracortical inhibition，SICI），与γ-氨基丁酸A受体激活相关；②长间隔经皮质抑制（long-interval intracortical inhibition，LICI），与γ-氨基丁酸B受体激活有关；③经皮质易化（intracortical facilitation，ICF），与 N-甲基-D-天门冬氨酸（NMDA）受体介导的皮质内易化相关；④半球间抑制（interhemispheric inhibition，IHI），用于评价两个同源运动皮质之间连接功能的完整性。

（3）配对关联刺激（paired associative stimulation，PAS）：以电脉冲刺激外周神经，磁刺激器刺激大脑皮质，采用TMS技术和周围神经传入刺激组成成对关联刺激。PAS主要依据突触的活动时序依赖可塑性（spike timing dependent plasticity，STDP）原理，诱导大脑皮质刺激部位产生长时程增强（long-term potentiation，LTP）和长时程抑制（long-term depress，LTD），从而改变皮质水平的突触联系，影响皮质的可塑性，是研究运动皮质可塑性的重要方法。常用的PAS检测指标有短潜伏期传入抑制（short-latency afferent inhibition，SAI）、长潜伏期传入抑制（long-latency afferent inhibition，LAI）、小脑大脑抑制（cerebellar brain inhibition，CBI）等。连续、节律性成对关联刺激是一种新的重复刺激模式，成对刺激几十次就可双向快速调节神经功能，是一种省时高效的刺激调制模式。

（4）重复经颅磁刺激（rTMS）：按照同一频率连续发放多个脉冲的刺激模式。通常应用于临床治疗和暂时性兴奋或抑制特定皮质功能区域。具体的刺激参数依据治疗或研究目的而定。rTMS对皮质兴奋性的影响具有频率依赖性，高频刺激可提高大脑皮质兴奋性，低频刺激则降低大脑皮质兴奋性。

（5）模式化重复刺激（pattern rTMS，prTMS）：将一种固定频率脉冲组合在另一种固定频率脉冲中的刺激模式，临床上最常见的模式是 theta 爆发式刺激（theta burst stimulation，TBS），TBS模式模拟海马部位的神经放电频率设置，是一种混合性刺激模式，如3个连续50Hz脉冲嵌入5Hz脉冲中。常用TBS序列分为两种：连续theta爆发式刺激c（continuous TBS，cTBS）抑制皮质功能，间隔theta爆发式刺激（intermittent TBS，iTBS）兴奋皮质功能。TBS刺激强度只需要60%~80%的MT，治疗时间降低到传统刺激的1/10，但可以诱导更恒定、持续的皮质兴奋，对神经的调制效果更为明显，且不良反应少，是一种更为高效的刺激模式，能满足大量患者的临床需要。

经颅磁刺激的临床电生理诊断以运动诱发电位检测为基础。运动诱发电位是采用高强度磁场短时限刺激大脑运动中枢、脊神经根、周围神经所诱发形成的动作电位，可检测运动神经冲动从皮质到肌肉的传递、神经传导通路的整体同步性和完整性。MEP 可较为客观地反映运动皮质的兴奋性，定量评估中枢运动传导功能。依照刺激模式和刺激参数的不同，MEP 可以研究病理状态下的皮质可塑性问题和神经性疾病中的感知觉异常问题，主要用于累及运动功能的神经系统疾病辅助诊断（如运动神经元病、多发性硬化、脊髓炎和脊髓病变），并可对相关疾病的恢复和预后作出客观预测。

TMS 的临床治疗以 rTMS 和 TBS 为主要手段。本章主要以 rTMS 进行阐述。rTMS 常用刺激部位包括左、右前额叶背外侧，初级运动皮质（primary motor cortex，M1）区，Broca 区，颞顶叶，视觉功能区，神经根等。目前应用病种及所采用的治疗参数主要基于欧洲神经病学会联盟根据证据价值由高到低，分为Ⅰ～Ⅳ四个级别的循证医学证据标准及安全序列推荐。rTMS 对神经兴奋性的调控是多种因素、多种机制相互作用的结果。患者相关因素、治疗相关因素、刺激部位和线圈类型、安全性和不良反应管理等均可影响 rTMS 治疗结局。高频（＞1Hz）rTMS 刺激可诱导突触传递功能的长时程增强（LTP），有易化局部神经元活动、提高大脑皮质兴奋性的作用；低频（≤1Hz）rTMS 刺激可引起长时程抑制（LTD），有抑制局部神经元活动、降低大脑皮质兴奋性的作用。rTMS 通过改变其刺激频率，双向调节大脑兴奋与抑制功能之间的平衡来治疗疾病。rTMS 的主要参数还包括刺激强度、串刺激时间、串间歇时间、总时间和脉冲总数等。此外，rTMS 刺激的局部神经可通过神经网络之间的联系和相互作用对多部位功能产生影响。rTMS 调控结果由外因和内因、变化与稳定、基因与调控、刺激与响应相互作用而成。根据不同刺激靶区的兴奋程度、功能连接环路及突触连接模式，使用不同刺激参数进行个体化调整，方能取得良好的治疗效果。近年来，众多机构和学者还针对如何提高 TMS 定位精准度做了深入的研究，通过优化 TMS 线圈、结合医学影像导航定位等方法提高精准度。当前 TMS 精准定位研究面临的一个最大难点是个体差异性，结合医学影像构建高空间分辨率的刺激导航系统，隐去个体化差异的一般性解决办法，可能会成为未来 TMS 定位方法研究的方向。

截至目前，在全球多个研究中心进行的 rTMS 治疗性研究中，患者均对 rTMS 治疗耐受性良好，发生明显不良反应概率极低。虽然诸多证据表明 rTMS 对正常人的血压、心率、心电图、神经递质水平、认知功能等均无明显影响，但 rTMS 的安全性依然是大家关注的重要问题之一。rTMS 的治疗风险包括诱发癫痫及惊厥发作、头皮刺痛、灼热感、听力损害、头颅或体腔内存在的金属磁性物质过热等。其禁忌证及慎用人群有：①心脏起搏器、植入性除颤器和神经刺激器等体内的植入型仪器及佩戴电子产品的患者；②有癫痫病史和家族史者；③脑出血急性期，近期发生过脑外伤、颅内感染等脑器质性疾病和急性传染性疾病者；④严重头痛、血压过高、恶性肿瘤、开放性伤口、血管性栓塞患者；⑤患抑郁症有强烈自杀倾向者。

TMS 的安全性与磁场形态、刺激频率、刺激强度、刺激时间和间隔、累积剂量等因素相关。诱发癫痫的刺激频率多为高频，刺激强度均在阈强度以上。低频 rTMS 则可以保证治疗的安全性。此外，TMS 的安全问题还包括特殊生理状态下的治疗、操作者自身安全问题等。

过去 30 多年间，TMS 的应用在很大程度上促进了我们对皮质兴奋性、运动-感觉相互作用、大脑可塑性的认识。TMS 结合高密度脑电图（high-density electroencephalography，high density EEG）在直接评估皮质网络属性、兴奋性和连通性方面取得了重大进展。通过 TMS-EEG，可以研究运动诱发电位的产生和调节机制，同步评价 TMS 对皮质活动的影响，评估运动皮质区域间连通性，还可对非运动皮质区域进行研究。不同频率的 TMS 与 EEG 的结合能够以高时间分辨率评价生理反应方式，有助于寻找神经精神疾病生物学标记，促进我们对疾病的神经生物学基础的了解。TMS 与 EEG、fMRI 等电生理及影像学技术的联合应用，为评估大脑皮质的兴奋性、连接性及瞬时状态提供了工具，为疾病发病机制和精准调控提供了客观依据。

受益于工程学创新和神经科学的进步，TMS 技术得以蓬勃发展，而 TMS 技术同时又推动了神经生物学、认知科学及神经精神病学的进步。鉴于其卓越的安全性，TMS 已在多种神经精神疾病的诊断及治疗中显示出潜在的临床应用价值，并累积了大量研究和实践经验。但也应该看到，TMS 还处于发展时期，我们对其效应机制和效应强度仍缺乏深入了解，在临床疗效、安全性、实验设计和研究方法上仍然存在一定的局限性。当前 TMS 面临的最大挑战之一就是如何优化参数以最大限度地提高疗效。对 TMS 作用机制的基础研究（如神经精神疾病的神经回路和神经动力学）可能是优化有效性和安全性的关键。未来可以期待在时间尺度上，通过对 TMS 的时间分量脉冲形状和脉冲串参数诱导可塑性，优化刺激序列，提高刺激效能；在空间尺度上，通过线圈改良，以神经电生理和影像学为基础，结合神经导航，优化空间布局，实现精准化、个体化的神经调控目的。此外，TMS 与药物、心理疗法、其他物理疗法的临床多模式联合治疗也同样值得推荐。

（苏晓琳　郭　毅）

参 考 文 献

窦祖林，廖家华，宋为群，等.2012.经颅磁刺激技术基础与临床应用.北京：人民卫生出版社

王学义，陆林.2014.经颅磁刺激与神经精神疾病.北京：北京大学医学出版社

Barker AT，Jalinous R，Freeston IL. 1985. Noninvasive magnetic stimulation of human motor cortex. Lancet，325 （8437）：1106-1107

Blumberger DM，Vila-Rodriguez F，Thorpe KE，et al. 2018. Effectiveness of theta burst versus high-frequency repetitive transcranial magnetic stimulation in patients with depression（THREE-D）：a randomized non-inferiority trial. Lancet，391（10131）：1683-1692

Brainin M, Barnes M, Baron JC, et al. 2004. Guidance for the preparation of neurological management guidelines by EFNS scientific task forces--revised recommendations 2004. Eur J Neurol, 11（9）: 577-581

Carpenter LL, Janicak PG, Aaronson ST, et al. 2012. Transcranial magnetic stimulation（TMS）for major depression: a multisite, naturalistic, observational study of acute treatment outcomes in clinical practice. Depress Anxiety, 29（7）: 587-596

Cheeran B, Talelli P, Mori FA. 2008. Common polymorphism in the brain-derived neurotrophic factor gene（BDNF）modulates human cortical plasticity and the response to rTMS. JPhysiol, 586（23）: 5717-5725

Chen R, Lozano AM, Ashby P. 1999. Mechanism of the silent period following transcranial magnetic stimulation. Exp Brain Res, 128（4）: 539-542

Fabio G, Alessandra B. 2009. Modulation of interhemipheric inhibition by volitional motor activity: an ipsilateral silent period study. J Physiol, 587（pt22）: 5393-5410

Ferreri F, Rossini PM. 2013. TMS and TMS-EEG techniques in the study of the excitability, connectivity, and plasticity of the human motor cortex. Rev Neurosci, 24（4）: 431-442

Gilio F, Conte A, Vanacore N, et al. 2007. Excitatory and inhibitory after-effects after repetitive magnetic transcranial stimulation（rTMS）in normal subjects. Exp Brain Res, 176（4）: 588-593

Hallett M. 2007. Transcranial magnetic stimulation: a primer. Neuron. 55（2）: 187-199

Harris-Love ML, Cohen LG. 2006. Noninvasive cortical stimulation in neuro rehabilitation: a review. Arch Phys Med Rehabil, 87（12 Suppl 2）: S84-S93

Kamen G. 2004. 3Reliability of motor-evoked potentials during resting and active contraction conditions. Med Sci Sports Exerc, 36（9）: 1574-1579

Kobayashi M, Pascual-Leone A. 2003. Transcranial magnetic stimulation in neurology. Lancet Neurol, 2（3）: 145-156

Krishnan C, Santos L, Peterson MD, et al. 2015. Safety of noninvasive brain stimulation in children and adolescents. Brain Stimul, 8（1）: 76-87

Lefaucheur JP, Aleman A, Baeken C, et al. 2019. Evidence-based guidelines on the therapeutic use of repetitive transcranial magnetic stimulation（rTMS）: an update（2014-2018）, Clinical Neurophysiology, 131（2）: 474-528

Lefaucheur JP, André-Obadia N, Antal A. 2014. Evidence-based guidelines on the therapeutic use of repetitive transcranial magnetic stimulation（rTMS）. Clinical Nerophysiology, 125（11）: 2150-2206

Paul E, Holtzheimer, William McDonald. 2014. A clinical guide to transcranial magnetic stimulation. Oxford: Oxford University Press

Pell GS, Roth Y, Zangen A, et al. 2009. Modulation of cortical excitability induced by repetitive transcranial magnetic stimulation: influence of timing and geometrical parameters and underlying mechanisms. Prog Neurobiol, 93（1）:59-98

Reis J, Wentrup A, Hamer HM, et al. 2004. Levetiracetam influences human motor cortex excitability mainly by modulation of ion channel function--a TMS study. Epilepsy Res, 62（1）: 41-51

Rizzo V, Quartarone A, Bagnato S, et al. 2001. Modification of cortical excitability induced by gabapentin: a study by transcranial magnetic stimulation. Neurol Sci, 22（3）: 229-232

Rossi S, Hallett M, Rossini PM, et al. 2009. Safety, ethical considerations, and application guidelines for the use of transcranial magnetic stimulation in clinical practice and research. Clin Neurophysiol, 120（12）: 2008-2039

Rothwell JC. 2005. Transcranial electrical and magnetic stimulation of the brain: basic physiological mechanisms. In Hallett M and Chokroverty S, editors. Magnetic Stimulation in Clinical Neurophysiology. 2nd ed, Elsevier: Philadelphia, 43-60

Satoko Koganemaru, Tatsuya Mima, Masahiro Nakatsuka, et al, 2009. Human motor associative plasticity induced by paired bihemispheric stimulation, J Physiol, 587（19）: 4629-4643

第二章　基于循证医学指南及临床应用经验的神经系统疾病的经颅磁刺激治疗方案推荐

经颅磁刺激（TMS）技术问世以来，随着研究方法的改进和应用规模的扩大，对其作用机制的认识也不断深入。作为一种无创、安全的刺激技术，TMS 在应用于神经系统疾病诊断、研究的基础上，被越来越多地应用于中枢和外周神经系统疾病治疗。大量研究结果与临床实践显示，重复经颅磁刺激（rTMS）对情感障碍、脑卒、神经病理性疼痛、帕金森病、阿尔茨海默病、癫痫、睡眠障碍等神经系统疾病具有独特的治疗效果。TMS 已由对神经系统功能的检测上升到了对其进行调控和干预的新高度。

对 TMS 作用机制的研究表明，刺激线圈产生的时变磁场在颅内通过感应电场和感应电流作用于神经细胞，引起神经去极化或超极化，从而产生一系列由微观到宏观乃至行为学的改变。TMS 既有刺激时的在线即效效应，也有明显的离线延迟效应，即生化反应、组织结构和生理调节在停止刺激后仍可持续一定时间。TMS 生物学效应主要包括：①调节大脑皮质兴奋性；②改变突触之间的连接，修复未完全受损的神经细胞；③影响脑血流和血氧水平；④促进脑内神经递质的释放；⑤刺激神经营养因子的分泌；⑥诱发神经网络震荡。TMS 不仅作用于刺激局部及皮质柱，还可经突触传递作用于远隔部位的皮质及皮质下结构，这些效能使其应用于临床治疗成为可能。大量研究和临床实践显示，不同治疗靶区、不同刺激模式和治疗参数等都可以影响 TMS 的调控效果，因此，临床亟需针对不同疾病、相同疾病不同功能障碍的治疗方案，以实现个体化、精准化的神经调控目的。

国际临床神经生理学联盟欧洲专家团搜集了 2014 年至 2018 年发表的 TMS 治疗研究并进行循证分析，同时重新评估了 2014 年发布的 TMS 治疗指南的有效性，于 2019 年 2 月在国际权威杂志 *Clinical Neurophysiology* 上发布了新的 TMS 治疗指南。这版指南扩展了 TMS 的应用病种；在抑郁症、神经性疼痛和亚急性期脑卒中运动功能等方面提供了可信度更高的疗效证据；在常规 TMS 治疗的基础上，针对某些疾病增加了模式化治疗；并提出了小脑等新的可能干预靶区。该指南为多种神经系统疾病 TMS 临床治疗方案提供了选择基础，但并不能完全覆盖所有神经系统疾病及每个病种的不同功能障碍。考虑到神经系统疾病的多样性与复杂性、临床应用的可操作性，我们在指南和文献的基础上，结合大量临床病例的治疗经验，提出了基于循证医学指南及临床应用经验的经颅磁刺激治疗方案，对神经系统疾病的干预策略予以补充，期待能为临床神经系统疾病的无创神经调控提供参考与借鉴。

（一）脑卒中与经颅磁刺激治疗

2019 年版 TMS 治疗指南中关于脑卒中治疗的推荐方案有：①基于一项Ⅰ类研究和四项Ⅱ类研究，低频 rTMS 刺激健侧改善亚急性期脑卒中运动功能障碍疗效确切，成为新增 A 级推荐方案；②综合四项Ⅱ类研究及 2014 年版指南中的四项研究结果，高频 rTMS 刺激患侧改善亚急性期脑卒中运动功能障碍成为新增 B 级推荐方案；③综合两项Ⅱ类研究与两项Ⅲ类研究的证据，低频刺激健侧额下回（inferior frontalis gyrus, IFG）区对慢性期脑卒中患者的非流利性失语症疗效可信，成为新增 B 级推荐方案；④由于有一项Ⅱ类研究和一项Ⅲ类研究支持，连续 theta 爆发式刺激（cTBS）刺激健侧后顶叶可改善脑卒中后偏侧忽略，维持 C 级推荐方案；⑤低频 rTMS 刺激健侧改善慢性期手运动功能疗效可能，为 C 级推荐方案；⑥可期待的是低频刺激小脑改善慢性脑卒中运动功能。

rTMS 治疗可促进脑卒中后多种功能障碍的恢复。

1. 运动功能障碍

根据脑卒中功能康复半球竞争理论，脑卒中后皮质功能重组，两侧半球间的相互协同及抑制被打破：患侧半球不仅自身兴奋性降低，还受到了健侧半球的更多抑制。这种抑制和兴奋的不对称性，与皮质可塑性和运动功能恢复程度存在一定关系。在初级运动皮质（M1）进行低频 rTMS 对大脑皮质兴奋性产生抑制作用，高频 rTMS 则产生兴奋作用。rTMS 正是通过对患侧运动传导通路间接或直接的易化作用，促进突触生成和皮质功能重建，调节皮质间的兴奋性失衡，达到功能康复目的。Ayache SS 等在其综述中通过对包括 Kim 研究在内的大量文献分析得出，高频 rTMS 或 iTBS 治疗对脑卒中亚急性期和慢性期运动功能障碍安全有效的结论；Koch G 等观察小脑 rTMS 或 TBS 刺激使脑卒中患者运动功能改善，为小脑成为可能的刺激靶区提供了参考。

2. 失语症

失语症恢复过程就是使优势半球语言区（左半球）及非优势半球镜像语言区之间的兴奋性恢复至平衡状态的过程。以往对失语症的治疗多局限于言语训练，这种方式起效慢，效率低。rTMS 治疗可改善失语症患者言语功能，在命名准确性、反应时、听理解、自发言语和流畅度、单词复述等分项及整体失语症严重程度方面均有报道。已有大量证据表明，在亚急性期脑卒中患者右侧 Broca 区域应用1Hz rTMS或cTBS作为言语治疗的辅助措施,有利于整个语言功能网络的重建,对脑卒中后言语功能的恢复起到了促进作用。Szaflarski 等对慢性期脑卒中失语症的高频治疗研究也取得了乐观的成果。

3. 吞咽障碍

研究发现,吞咽功能受双侧大脑皮质的共同调节,故重建两侧大脑半球间的经胼胝体交互抑制平衡成为促进吞咽功能恢复的重要机制。低频刺激通过降低健侧皮质兴奋性而解除对患侧的抑制作用;高频刺激通过抑制咽肌皮质中的γ-氨基丁酸回路导致长时程增强,提高了患侧皮质兴奋性。rTMS 技术改善脑卒中后吞咽障碍得到了众多研究的证据支持,如 Khedr EM 的两项研究均证明低频 rTMS 作用于患侧大脑半球或双侧大脑半球对急性期脑卒中后吞咽障碍均有效。

4. 脑卒中后抑郁

脑卒中后抑郁(post stroke depression,PSD)是脑卒中常见的并发症之一,对患者各项功能障碍的恢复造成了极大的妨碍。基于抑郁症 TMS 治疗已有大量研究,大脑皮质左前额叶背外侧(left dorsolateral prefrontal cortex,LDLPFC)参与正性情绪的产生和调节,右前额叶背外侧(right DLPFC,RDLPFC)参与负性情绪的产生和调节。抑郁症发生与两侧 DLPFC 功能失衡密切相关。最近的一项研究得出了 PSD 的发生与脑卒中部位和 LDLPFC 功能连接显著相关的结论。数项荟萃分析表明,高频 rTMS 刺激 LDLPFC 和低频 rTMS 刺激 RDLPFC 均能起到很好的治疗效果。rTMS 治疗 PSD 的机制可能还与患者的脑血流量和脑代谢水平、神经递质及脑源性神经营养因子(brain-derived neurotrophic factor,BDNF)的分泌等有关。

5. 脑卒中后意识障碍与认知障碍

脑卒中后意识障碍与认知障碍的治疗方案推荐与脑卒中后抑郁相似。值得探讨的是处于不同脑卒中阶段、不同损伤面积患者的神经调控策略。对于运动功能障碍,亚急性期我们通常更倾向选择风险低、患者耐受性好的健侧半球 M1 区低频(1Hz)rTMS 治疗,在脑卒中后 1~6 个月根据病情可开始患侧半球 5Hz rTMS治疗,慢性期则选择直接兴奋病灶侧皮质脊髓束的患侧半球 M1 区高频(10Hz)rTMS 治疗或双侧同时刺激的方案(有研究显示双侧刺激组疗效显著优于其他两组),但患侧治疗需考虑在不结合 MRI 影像时精确定位及使用健侧运动阈值(MT)等问题。我们对脑卒中后遗症期(1~3 年)运动障碍患者进行患侧半球 M1 区高频 rTMS 治疗,获得了较为满意的疗效,治疗后患者 Fugl-Meyer 运动功能评分(个别患者提高大于 30 分)及日常生活能力量表(activity of daily life scale,ADL)日常生活能力评分均有不同程度的提高;同时观察到患者运动皮质的扩大化(如运动前区),提示脑卒中后遗症期患者大脑皮质依然存在较强的可塑性或代偿功能。对 PSD 患者进行 LDLPFC 高频或 RDLPFC 低频治疗均有获益，左侧高频疗效更佳，可能提示 PSD 患者与抑郁症患者有着共同的病理机制。对失语症及慢性期吞咽障碍推荐双侧刺激方案。rTMS 治疗可以改善脑卒中后各个时期的多种功能障碍，且临床治疗中未观察到明显不良反应。这些也在我们的临床实践中得到证明。

近年有学者鉴于无创脑刺激（non-invasive brain stimulation，NIBS）疗效的不稳定，质疑大脑半球竞争模型过于单一、简化，在回顾了脑卒中后突触和功能重组的机制后，提出了双模平衡恢复模型，将大脑半球间平衡和功能恢复与大脑结构保留度的基础联系起来。此模型可能适用于个别患者（如大面积脑梗死者）的 NIBS 治疗。

目前针对脑卒中治疗的 TMS 研究虽多，但因质量控制差异，得出的研究结果并不完全一致。关于 TMS 在脑卒中各个时期功能障碍中的应用仍有待进一步研究与实践。

本章总结了近期的 TMS 治疗指南及相关治疗机制，TMS 治疗脑卒中从慢性期扩展至亚急性期，适应证从失语症、吞咽障碍到脑卒中后抑郁、认知障碍及康复都显示出较好的疗效。以前分析病史都是从脑卒中的病灶部位出发，现有研究证实脑卒中后抑郁和脑卒中的部位并不直接相关，网络机制的受损是脑卒中非运动症状的核心。从以上初现端倪的 TMS 治疗的效果来看，脑卒中后脑网络改变的机制研究将为其治疗带来曙光。

（二）神经病理性疼痛与经颅磁刺激治疗

2019 年版 TMS 治疗指南关于疼痛治疗的推荐方案有：①基于四项伪刺激对照的Ⅱ类研究仍然支持 2014 年版指南的观点（A 级推荐），且该四项研究证实更长的疗程和连续的治疗（即更多的疗程）更有利于镇痛。高频 rTMS 刺激神经病理性疼痛对侧 M1 区具有确切的镇痛效果，维持 A 级推荐。②有三项Ⅱ类研究证实了高频刺激左侧 M1 区可以改善纤维肌痛症患者的生活质量，尤其是对精神、情感和社会功能方面的改善，新增其为 B 级推荐方案。③有两项一致的Ⅱ类研究表明，高频刺激 LDLPFC 可以改善纤维肌痛症患者的疼痛，新增其为 B 级推荐方案。④针对Ⅰ型复杂区域疼痛综合征（CRPS），有一项最新研究在磁刺激后 4 周内刺激组观察到明显的疼痛缓解，针对 CRPS 的治疗推荐等级仍然保持在 C 级。

神经病理性疼痛病因包括物理性损伤至代谢性复合型神经病变，涉及多种神经病理机制，如中枢或周围神经的可塑性改变，包括外周敏化、中枢敏化、下行抑制作用减弱等，常并发自主神经功能紊乱，对普通镇痛药不敏感。rTMS 治疗疼痛的可能机制为：①rTMS 可能通过影响疼痛传递通路、改变大脑皮质的兴奋性起作用。Johnson 等用 20Hz 共 500 个脉冲刺激神经病理性疼痛左侧 M1/S1 区，右手冷感觉和疼痛阈值明显降低，热痛阈值增加。②rTMS 改善局部血流和代谢。rTMS 治疗后疼痛减轻程度和内侧前额叶皮质的脑血流减少呈正相关。③rTMS 影响体内与疼痛相关的神经化学物质。Lefaucheur 等发现 rTMS 可以使皮质抑制增强，疼痛减轻，且疼痛减轻的程度与皮质内抑制呈正相关。④rTMS 改变神经系统可塑性，特别是与长时程增强（LTP）和长时程抑制（LTD）有关。⑤其他因素。Leo 等在一篇荟萃分析中指出 rTMS 的镇痛机制可能还包括对下行传导通路、内啡肽系统、情感边缘系统（包括扣带回、眶前回等情绪调节结构）的影响等。

从已有的报道来看，神经病理性疼痛是从运动皮质 rTMS 治疗获益最大的疾病。Hirayama 等对 20 例疼痛患者的 M1 区、初级感觉皮质（primary somatosensory cortex，S1）、运动前区皮质（premotor cortex，PMC）、辅助运动区（supplementary motor area，SMA）进行刺激，结果显示刺激 M1 区可降低 50%疼痛程度而对其他刺激部位无效，故认为 M1 区是 rTMS 治疗疼痛的唯一有效靶点。高频 rTMS 在刺激运动皮质时，能够激活 PMC、SMA、S1 或者更深部的区域（基底核神经节、小脑区域），从而激活 γ 氨基丁酸系统、阿片系统，达到治疗效果。

目前，神经病理性疼痛的 rTMS 治疗靶点主要是 M1 区和 DLPFC，比较这两个靶点的疗效可见：①M1 区应用时间较长且取得了部分疗效。②以 DLPFC 作为刺激靶点在文献中的疗效不一。③同时治疗时，均采用了高频 rTMS 刺激，选用 80%～120%静息运动阈值。④治疗反应个体差异性较大。

众所周知，低频 rTMS 可以降低神经兴奋性。基于前期神经病理性疼痛低频 rTMS 治疗获益的报道，除了最常用的 M1 区和 DLPFC 外，我们在临床治疗中，对多例三叉神经痛、坐骨神经痛、带状疱疹所致肋间神经痛等神经病理性疼痛患者应用单一的疼痛部位局部神经根低频（1Hz）rTMS，每次 1360 个脉冲，共 20 次治疗，起效快，镇痛效果明显，疗效显著，显示了外周机制在疼痛治疗中的重要性，但局部神经根与 M1 区叠加是否能增加治疗获益尚待进一步观察。

虽然循证研究证实了 rTMS 疗程可以产生累积的疼痛减轻效应，但兼顾长期效果及安全性的最佳时机仍不明确。亟待深入研究的是：①rTMS 是否可考虑用于急性疼痛（如术后疼痛）；②两个部位 M1 区+DLPFC 或 M1 区+神经根的治疗是否有叠加效应；③rTMS 联合药物或物理治疗是否能提升疗效。

　　神经病理性疼痛是从运动皮质 rTMS 治疗获益最大的疾病，这是我们感到欣慰的一件事，因为神经病理性疼痛在临床非常常见，但药物治疗效果一般。笔者所在科室在已有研究基础上添加局部疼痛神经根的刺激，即从中枢及周围神经环路干预，获得较好的疗效，希望能为今后临床研究提供有益的线索。

（三）帕金森病与经颅磁刺激治疗

　　2019 年版 TMS 治疗指南中关于帕金森病治疗的推荐方案有：①基于三项 II 类研究证实了双侧 M1 区 HF-rTMS 可能有效改善帕金森病患者运动功能，由 C 级推荐等级升至 B 级。并且观察到使用一个大的双锥线圈而非聚焦性的"8"字形线圈，重复多次的 HF-rTMS 用于 M1 腿区域可能有助于改善各种原因引起的冻结步态。②LDLPFC 治疗帕金森病所致抑郁维持原来的 B 级推荐。

　　以左旋多巴为代表的药物治疗和脑深部电刺激是当前治疗帕金森病（Parkinson's disease，PD）的主要手段，但两者皆存在一定限制，无创神经调控成为了新的治疗突破口。大量研究及治疗探索推测 rTMS 治疗 PD 的作用机制主要为：①rTMS 能够升高脑源性神经营养因子（BDNF）水平，从而促进脑部多巴胺能神经元生长并对其进行修复。②rTMS 可以调控基底节-运动皮质环路的兴奋性。高频 rTMS 激活相应皮质，可改善患者运动迟缓；低频 rTMS 降低皮质的应激性和抑制运动神经元，有助于缓解患者肌张力障碍。Khedr EM 等对 55 例未经药物治疗的 PD 患者进行研究，得出频率 25Hz 的 rTMS 可以改善步态异常的结论，但需注意高频高强度诱发癫痫的风险。一项随机临床试验报道，在辅助运动区（SMA）上应用高频（5Hz）rTMS 可以改善 PD 患者的运动症状。研究还发现，在 M1 区或 SMA 低频或小脑 cTBS 刺激可以改善异动症患者的症状。在另一项研究中，对 45 例 PD 患者施以双侧 M1 区 1Hz+前额叶皮质（prefrontal cortex，PFC）10Hz 的治疗，结果显示 rTMS 可以改善 PD 患者的运动、姿势和动机症状，并可能促进左旋多巴疗效。然而，随后同一作者报道了 SMA 低频（1Hz）rTMS 的长期治疗效果，相同区域的高频（10Hz）rTMS 或伪刺激则无该效果。以上研究可能提示不同临床表现、不同刺激靶区需要应用不同的治疗参数。与单个疗程 rTMS 不同，多个疗程 rTMS 可能引起突触的改变和可塑性的扩大，对皮质兴奋性和功能有持久的效应。

　　PD 抑郁是 PD 最常见的非运动症状之一，发生率约 40%。有研究者采用 CT 灌注显像发现 PD 抑郁患者左侧额、顶叶脑血流量显著低于右侧，使用高频 rTMS 治疗后，脑血流灌注偏侧化现象与汉密尔顿抑郁量表（HAMD）评分明显改善。rTMS 可通过调节脑内单胺类递质水平和改变皮质兴奋性，使节律紊乱的前额叶皮质-边缘系统恢复正常状态，可能是其治疗 PD 抑郁的机制之一。包括 2018 年 Lesenskyj AM 的荟萃分析在内的国内外多项研究显示，高频 rTMS 刺激 LDLPFC 或低频 rTMS 刺激 RDLPFC 可有效缓解 PD 患者抑郁症状。LDLPFC 高频 rTMS 与氟西汀疗效相当。少数研究提示 MI 区高频 rTMS 治疗同样可有效改善 PD 患者抑郁症状，其中的机制有待进一步研究。言语困难、睡眠障碍、认知障碍等非运动症状同样严重困扰 PD 患者，由于其临床表现异质性强，治疗参数不一，结果并不相同。但对 PD 及另一神经退行性疾病——阿尔茨海默病（Alzheimer's disease，AD）所致认知障碍研究取得了一致性结果：前额叶皮质接受多巴胺能递质调节并在控制认知能力中起重要作用。LDLPFC 的高频 rTMS 可显著改善患者执行功能、情景记忆、句子理解等认知能力，有望成为治疗 PD 认知障碍强有力的选择方案。此外，国内外数项关于 rTMS 治疗帕金森病睡眠障碍、言语障碍的单中心、小样本研究也取得了可喜的成果。

PD 以临床症状多样化著称，不同症状在治疗靶点及治疗参数选择上是否需要更具针对性是一个关键问题。我们在临床实践中，针对 PD 患者不同的运动功能障碍和非运动功能障碍采用特异性的干预措施，如对静止性震颤、异动症患者选择 M1 区低频方案，较指南上推荐的 M1 区高频疗效更佳。文献报道，小脑 cTBS 可以改善 PD 患者上肢随意运动和姿势异常，我们也在实践中观察到了小脑 rTMS 在改善患者姿势障碍中的效应，小脑作为一个多功能的复杂结构，直接或间接与整个中枢神经系统联系，其是否也为 PD 的潜在靶区？针对 PD 患者的焦虑、抑郁或睡眠障碍，采用相应治疗方案也能为患者带来更多益处，提示 PD 的 rTMS 治疗需要更加个体化、精准化。PD 多种 TMS 电生理指标的异常或许能为其治疗提供参考。当然，这些都有待于大规模临床研究的验证。

PD 是神经内科重要的病种之一，由于其慢性进展性病程，药物疗效也逐渐下降，如何结合物理治疗，减少用药量，并以最低剂量维持疗效是目前治疗 PD 的一个研究方向。我们前期的研究中对运动迟缓和震颤患者分别应用不同的靶点、不同的刺激频率，也获得较好的疗效。另外，我们还发现 rTMS 在 PD 各个进展阶段都显示出较好的治疗效果，是一种有很好前景的治疗方法。

（四）阿尔茨海默病与经颅磁刺激治疗

2019 年版 TMS 治疗指南中关于 AD 治疗的推荐方案有：至少有一项Ⅱ类和一项Ⅲ类研究可以支持刺激多靶区（如 Broca 区+Wernike 区+双侧 DLPFC+双顶叶）可能有效改善 AD 患者的冷漠、认知功能、记忆和语言，特别是在 AD 的轻度/早期阶段。因而对 AD（轻度认知障碍）rTMS 高频多目标靶区刺激给予 C 级（疗效可能）推荐。

AD 病因未明，当前尚无确诊和有效的治疗方法。近年来部分学者开始利用 TMS 技术诊治 AD 患者的认知功能障碍。Cotelli M 等对 AD 患者的左右侧 DLPFC 进行高频 rTMS 刺激，发现晚期 AD 患者命名精确度提高，但对行动命名效果不明显，显示 rTMS 可能引起大脑自动修复补偿某些受损的功能。其在后续研究中发现，rTMS 可以改善患者对语句的理解能力，且疗效可维持 8 周。近年的研究提示，rTMS 改善认知功能的机制与如下因素相关：①海马突触可塑性包括 LTP、

LTD、短时程增强；短时程突触可塑性和长时程突触可塑性被认为分别在短时记忆和长时记忆中起着重要作用。②多种离子通路的调节作用。③可能还有蛋白质组学、生物化学及基因组学因素。

不同频率 rTMS 均可改善轻中度 AD 患者的记忆功能和语言功能，高频刺激临床效果更佳。Cotelli 等研究发现，低频 rTMS 通过抑制皮质的过度激活，从而调整了语言中枢的网络分布；高频 rTMS 通过促进双侧大脑皮质语言功能区重组改善 AD 患者言语功能，这为 rTMS 改善 AD 患者的言语能力提供了证据。有研究者用磁共振扫描，找到与海马体关联性非常强的大脑表面区域作为刺激靶区。结果显示，TMS 可以提高记忆力，且在刺激之后至少 24 小时内有效。磁共振显示刺激后大脑各个区域之间、与海马体之间的运行更加同步。同步性和特定部分的连接性改善越大，参与者在记忆力测试中的表现就越好。

事件相关电位（event-related potential，ERP）及定量脑电图（quantitative electroencephalogram，qEEG）是反映认知功能的客观评价指标。rTMS 对 P300 和脑电图不同频带功率的调节机制可能与脑内神经递质及调节神经元兴奋性的基因表达有关。Alberto B 等采用成对脉冲 TMS（paired pulse TMS，ppTMS）对被试者进行短间隔经皮质抑制（SICI）和长间隔经皮质抑制（LICI）、经皮质易化（ICF），以及短潜伏期传入抑制（SAI）观察 AD、额颞叶痴呆与健康对照者皮质内回路活动的差异。研究结果显示了多范式经颅磁刺激电生理指标的敏感性和特异性。这些 TMS 电生理手段有望为临床上不同认知障碍的治疗参数选择提供参考。

双侧前额叶背外侧是目前报道中最主要的刺激靶区。在我们的临床应用中，LDLPFC 高频治疗是轻度认知障碍（mild cognitive impairment，MCI）、AD 的首选方案，多名患者应用此方案在 20 次治疗前后进行蒙特利尔认知评估（MoCA）量表评价，在部分认知阈（尤其是言语、定向力分项）分数有明显提升。对额颞叶痴呆、血管性痴呆早期、情绪较为焦虑的 AD 患者进行 RDLPFC 低频治疗，其中以血管性痴呆的疗效较佳。意识障碍患者 rTMS（RDLPFC 低频结合 LDLPFC 高频）治疗效果同样令人鼓舞；我们也观察到多位点如 LDLPFC+脑电 Pz 点的治疗对个别患者记忆单项分数提高的作用。情感、认知多个相关脑区的多位点 TMS 刺激结合认知训练的效果值得期待。

当前针对 AD 的 TMS 研究仍存在一定问题：①对患者起病年龄、认知保留情况进行的分组研究数目较少，TMS 对不同人群的治疗作用不明确，需要进一步深入研究；②多数研究样本量较小；③TMS 与功能影像或者脑电图结合的研究数量有限，将临床行为学及结构、电生理、功能连接等结合起来有助于进一步探索 AD 的病理生理机制。

AD 是一种病因尚不明确的神经变性病，包含认知功能、执行功能、理解判断，甚至步态改变等，目前临床上 AD 的诊断主要为排它性诊断，其治疗药物的有效性一直备受争议。如本章所述，rTMS 在 AD 的各个时期显示出令人兴奋的效果。MRI 及脑电构建的脑网络特征性连接的研究进展，将为未来 AD 的诊断、治疗靶点选择及预测治疗效果带来革命性的成果。

（五）情感障碍与经颅磁刺激治疗

2019 年版 TMS 治疗指南中关于非精神病性情感障碍治疗的推荐方案有：①高频 LDLPFC 治疗抑郁症继续维持 A 级推荐（疗效确切）；②一项 I 级证据表明双侧 DLPFC（低频刺激 RDLPFC 合并高频刺激 LDLPFC）的 rTMS 刺激对重度抑郁症显著有效。两项 II 类研究和一项 III 类研究证实 cTBS 刺激 RDLPFC 合并 iTBS 刺激 LDLPFC 的方案具有有效的抗抑郁作用。以上两种方案新增为 B 级推荐（疗效可信）。③2018 年一项新的 II 类研究和 2014 年版治疗指南中已经提出的两项 III 类研究支持高频刺激 RDLPFC 治疗创伤后应激障碍，因此将原有的推荐等级从 C 级升至 B 级。

国内多中心、大样本调查显示，综合医院就诊患者焦虑症、抑郁症、焦虑抑郁共病等的患病率，远高于一般人群。患者除情感、认知症状外，多伴有全身症状或多个系统自主神经功能失调症状，慢性躯体疾病、神经病理性疼痛、有心理社会事件者等更容易出现此类症状。

抑郁症的 TMS 研究众多。抑郁症的功能磁共振研究发现，患者存在多个脑区功能连接的异常，如左右侧 DLPFC、前扣带回皮质（anterior cingulate cortex，ACC）、丘脑和中央前回等。由此推测，抑郁症患者存在广泛的脑网络连接障碍，与多个脑网络同时发生重塑有关。在功能影像、局部血流信号及实际临床应用中均发现 DLPFC 与边缘结构脑区高度相关，在情绪调节中发挥重要作用，并与认知障碍病理生理改变密切相关，同时也是刺激脉冲最易达到的区域之一。大量研究及荟萃分析结果还显示，抑郁症患者 LDLPFC（正性情绪相关）功能异常减弱，而 RDLPFC（负性情绪相关）功能异常增强。高频 rTMS 刺激 LDLPFC 和低频 rTMS 刺激 RDLPFC 均能起到很好的治疗效果，以高频 rTMS 刺激 LDLPFC 疗效更佳。2018 年 Lancet 上一篇关于 iTBS 和 10Hz rTMS 治疗抑郁症的非劣效性临床研究显示：约 3 分钟 iTBS 治疗与 30 多分钟 10Hz rTMS 治疗抑郁症疗效、不良反应相当，考虑到 iTBS 更省时，推荐其为治疗抑郁症的首选策略。2018 年 8 月，美国食品药品管理局（FDA）批准了 iTBS 用于治疗成人难治性抑郁症，指出其与常规 rTMS 类似的不良反应和安全性。

焦虑和创伤后应激障碍（post-traumatic stress disorder，PTSD）在不同患病个

体中有不同的特征，较常见的类型有广泛性焦虑（generalized anxiety disorder，GAD）、恐慌症、广场恐惧症、社交焦虑症等。大多数焦虑症机制研究主要集中在皮质下区域，如杏仁核和终纹床核。扩大焦虑机制的研究领域、拓展治疗方法十分重要。焦虑症影响注意力控制，而顶叶皮质是内源性转移注意力的关键。有研究者使用脑电图（EEG）证明焦虑症患者的顶叶皮质过度兴奋，揭示了顶叶过度兴奋和注意力控制缺陷之间潜在的联系，故低频顶叶 rTMS 治疗有望降低恐惧和焦虑情绪的影响。2019 年发表在 *Brain and Behavior* 上的一项荟萃分析回顾了 rTMS 治疗焦虑症和创伤相关疾病的有效性和安全性，其中三项研究评估了 rTMS 在 GAD 中的短期疗效和随访 1、3 或 6 个月的长期疗效，结论是积极的。该分析还为即将进行的前瞻性、大规模随机对照试验提供了一些假设。此外，2013 年发表于 *Journal of Psychiatric Research* 的荟萃分析纳入了 1995～2012 年符合标准的 10 个随机对照试验共 282 例强迫症（obsessive-compulsive disorder，OCD）患者，统计分析显示低频刺激、刺激部位为眶额叶皮质（orbital frontal cortex，OFC）或 SMA 的 rTMS 治疗疗效更好。

综合医院情感障碍就诊人群中，以躯体症状为主诉的患者占比较大。在临床治疗中，我们有如下体会：①rTMS 或模式化 TMS 治疗均对难治性抑郁症有显著的改善作用，其中高频 rTMS 和 iTBS 效果更佳。②低频 rTMS 对焦虑症疗效有较大个体差异，结合针对躯体症状的治疗可提高躯体化障碍疗效；主要治疗靶区为 RDLPFC 和顶叶（脑电图 10～20 系统 P4 点）。③难治性抑郁症伴随较轻焦虑症的患者治疗效果比伴随较重焦虑症的患者好。④不同情感障碍机制不一，共病较多，在调控靶区及调控方案选择上需个体化对待。⑤年龄、性别对 rTMS 的治疗效果都没有影响。⑥rTMS 治疗对情感障碍患者短期疗效较佳，长期疗效仍需进一步追踪。

抑郁症 rTMS 治疗是首先被美国 FDA 批准的，研究成果较多。综合医院各种抑郁焦虑患者数量成倍高于精神专科医院，而且大多是以头痛、头晕等躯体症状为主诉，各种抗抑郁焦虑的药物起效时间一般都在 3～4 周，如果 10 天的 iTBS 或者 rTMS 能够显示治疗效果，无疑将是一个巨大的进步。今后的方向是应用 MRI、EEG 等多模态技术，进行精准的靶点定位，达到无创、快速的治疗效果。

（六）睡眠障碍与经颅磁刺激治疗

2019 年版 TMS 治疗指南中尚无睡眠障碍治疗方案推荐。

睡眠障碍种类多样，包括失眠、阻塞性睡眠呼吸暂停综合征、不宁腿综合征、发作性睡病等。失眠是神经科门诊最常见的疾病之一，药物治疗起效快但不良反应较多，如长期服用的耐受性及戒断症状等。患者常服药不规律，易致失眠迁延不愈。近年来以 TMS 为代表的无创神经调控方法得到广泛认可，TMS 治疗失眠的可能作用机制是：①TMS 可促进神经递质的释放，降低神经元活性，减弱非特异性投射系统脑干网状结构的突触联系，抑制脑干上行网状激动系统功能，使非快速眼动期睡眠增加。磁场暴露也能调节松果体褪黑激素的合成和分泌，有助于维持正常睡眠周期和睡眠过程。②TMS 可调整睡眠结构，加深慢波睡眠。对正常人群及失眠患者治疗前后分别进行多导睡眠图（polysomnography，PSG）检测，发现失眠患者治疗前睡眠结构中非快速眼动睡眠（non-rapid eye movements）N1 期、N2 期睡眠结构比和觉醒次数明显增多。TMS 治疗后与治疗前相比，进入 N1 期、N2 期睡眠的时间明显缩短，N3 期、N4 期和快速眼动期（rapid eye movements，REMS）明显增多，每一个睡眠周期的结构亦相对趋于完整。

Hoffman 等在局部神经网络同步化（local neural networks synchronization，LNNS）的基础上提出 rTMS 治疗失眠的主要机制：rTMS 可以使大脑局部处于各种紊乱状态的神经元按正常脑电规律同步复极，恢复紊乱脑波并延续疗效。国内何明利等据此设计了睡眠脑波调制磁刺激器，用于治疗 126 例原发性睡眠障碍患者，发现其较常规 rTMS 疗效更佳。黄兴刚等选择 150 例原发性失眠患者，按治疗部位随机分为 LDLPFC 组、RDLPFC 组、左中颞组、前额组和对照组，治疗进行 10 次，发现在左右侧 DLPFC 治疗原发性失眠疗效显著，优于其他区域。2020年 Nardone 等发表了一篇关于 rTMS 治疗睡眠障碍的文献综述，针对不同睡眠障碍进行疗效分析。在一项研究中，120 例原发性失眠患者被随机分为对照药物组、心理治疗组及 rTMS 组，其中 rTMS 组在 3 个月内的复发率是最低的，第三期睡眠及快速眼动期（REM）睡眠周期有显著改善。该研究表明 rTMS 治疗较药物和心理治疗更有优势。另一项研究使用高频 rTMS 刺激 M1 腿部区域，15 例不宁腿综合征患者的症状明显改善，静息态功能影像中感觉运动区域和枕叶区的低频波动值也显著提高。

此外，TMS 还是一种新型睡眠生理研究工具。TMS 常用检测参数如运动诱发电位（MEP）、中枢运动传导时间（CMCT）、皮质静息期（cSP）、短间隔经皮质抑制（SICI）等也常用于其他睡眠障碍电生理评价中；Massimini 及其团队通过对清醒被试者的 TMS-EEG 研究观察到睡眠慢波活动有助于评估麻醉、昏迷或植物状态的意识情况。

睡眠障碍患者多数伴随焦虑、抑郁等情感障碍，在与情感障碍相关的左右侧 DLPFC 脑区进行治疗是当前的主流方向。我们的临床实践中，入睡困难的治疗方案为 RDLPFC 低频（部分联后 LDLPFC 的 iTBS）或脑电图 10-20 系统 P4 点进行低频 rTMS 治疗；早醒多梦的治疗方案则选择 LDLPFC 高频（部分联合 RDLPFC 的 cTBS）治疗。部分患者有较大获益，汉密尔顿焦虑量表、汉密尔顿抑郁量表、匹兹堡睡眠指数量表评分也相应降低，但起效时间和治疗效果存在较大个体化差异。对于不宁腿综合征患者，M1 区也是一个可期待的刺激靶区。

总体而言，rTMS 是针对各类睡眠障碍的有效治疗手段，但睡眠障碍的 rTMS 治疗尚缺乏控制良好的大规模研究验证与长期疗效追踪。TMS 与高密度脑电、功能影像学等结合的多模态睡眠生理检查，有望成为调查患者皮质兴奋性和突触可塑性的有效手段。

睡眠障碍是当代常见的"都市病"，长期失眠患者常伴有明显的情感、认知障碍。睡眠障碍是 rTMS 治疗获益最多的疾病之一，上文总结了从神经递质改变到脑网络同步化等各种可能的治疗机制，介绍了不同睡眠障碍在靶点选择上的经验。我们发现不仅是睡眠障碍患者，一些神经变性病如痴呆、帕金森病患者接受 rTMS 治疗时首先获益的也是睡眠。

（七）癫痫与经颅磁刺激治疗

2019 年版 TMS 治疗指南中对低频刺激癫痫病灶治疗癫痫作出 C 级推荐。

大量动物试验和临床研究显示，癫痫发作的电生理本质是大脑神经元的过度同步放电，癫痫灶点往往存在抑制性突触功能减弱和兴奋性突触功能增强的病理生理改变，利用 TMS 的电生理特性有助于探索癫痫发病机制。Wright 等通过对急性停药的颞叶癫痫患者的皮质兴奋性研究发现，患侧半球减弱的 SICI 与癫痫下一次发作时间密切相关，提示了发作前皮质的兴奋状态。另一项研究发现，全身性癫痫和局灶性癫痫继发全身性发作患者发作前 24 小时内 MT 下降，SICI 和 LICI 下降，经皮质易化（ICF）升高，发作后则反之。不同的皮质状态、不同类型的抗癫痫药物均可以影响 TMS 检测指标。TMS 检测有助于获取患者皮质状态，预防癫痫发作及探索一些新型抗癫痫药物的作用机制。

目前 TMS 抗癫痫的机制尚未明确。有研究提示，rTMS 的抗癫痫效果可能与 GABA、神经肽表达水平和基因表达等因素有关；另外一些研究推测 rTMS 可能是通过影响突触可塑性对皮质兴奋性起调节作用。前文提到，低频 rTMS 能产生类似 LTD 的作用，同时这种作用具有累积效应，能在刺激结束后持续较长的一段时间。因而，对癫痫病灶进行重复低频刺激，累积的 LTD 效应可能在一段时间内逆转癫痫灶点的高兴奋状态，从而抑制癫痫发作。目前临床中主要是以低频 rTMS（0.3～1Hz）作用于癫痫病灶，从而抑制皮质兴奋性进行治疗。前期研究和大量临床病例均显示了治疗的有效性，如 Theodore 等对局灶性癫痫患者给予 1Hz，120%MT，15 分钟，每天治疗 1 次，持续 1 周，研究组与伪刺激组对比显示出短期发作频率降低的趋势。

对癫痫患者进行 TMS 治疗的最大风险是可能诱发癫痫发作。Schrader 等分析文献数据显示，TMS 治疗癫痫发作的最高发生率约 2.8%（单刺激 TMS）和 3.6%

（成对 TMS），难治性癫痫和抗癫痫药物减量可能是导致发生率增加的原因。在所有病例中，TMS 治疗诱发的癫痫发作形式与患者本身典型发作相似且未发现长期的不良反应。

我们在临床应用中基于安全性考量，常规选择 0.5～1Hz 频率区间刺激病灶脑区或颞叶，延长串间歇，控制脉冲总数（600 个），并严格遵循安全指南进行操作，疗效较好，目前为止尚无不良反应报告。此外，2 例以失神发作为主诉，有短暂记忆障碍但病灶未能明确的患者也通过 RDLPFC 低频 rTMS 治疗获益。

尽管在治疗流程和安全性标准化方面还有很多细节需要探讨，TMS 仍然是抗癫痫药物治疗欠佳情况下值得一试的无创治疗手段。期待未来能开展大样本多中心随机双盲对照试验，通过多参数多靶点组合，以验证 TMS 治疗癫痫的安全性与有效性。

癫痫的治疗目前仍是临床的难点，各种诊断分类五花八门，传统脑电图的结果参考价值有限，实际意义不大，治疗进展也不大。TMS 具有直接改变皮质下神经细胞膜电位的功能，理论上应该对癫痫有效。TMS 对大脑网络的功能调节，不仅可调整皮质的兴奋性，更可作用于各个相关网络如情感网络、认知网络等。TMS 的电生理特性有助于探索癫痫发病机制，癫痫患者功能脑连接的特征将是今后客观的诊断和治疗指标。结合 TMS 等无创神经调控的治疗，将为癫痫治疗带来新的希望。

（八）肌张力障碍与经颅磁刺激治疗

2019 年版 TMS 治疗指南中对 iTBS 治疗多发性硬化（下肢痉挛）作出 B 级推荐，对 cTBS 刺激小脑治疗肌张力障碍作出可期待的推荐。

肌张力障碍是一种不自主的，由主动肌和拮抗肌不协调、持续性肌肉收缩引起的扭曲、重复运动或姿势异常综合征。目前已有包括人类基因和脑功能显像技术在内的大量证据证实了基底节、丘脑、皮质，以及脑干、小脑和脊髓病变与肌张力障碍的相关性。在神经网络模型中，人们推测肌张力障碍可能是由基底神经节和小脑网络之间不正常的相互作用引起的。TMS 治疗能够通过调节假定网络一个或多个节点的神经活动而改善肌张力障碍。

一项 Meta 分析结果显示，与肌张力障碍相关的深部脑刺激（deep brain stimulation，DBS）靶点，如辅助运动区（SMA）、前扣带回皮质（ACC）、苍白球内侧核（globus pallidus interna，GPi）、背侧运动前区（dorsal premotor area，dPM）均与小脑显著相关，提示通过皮质刺激可以调节大脑深部核团或可改善肌张力障碍。Lozeron P 通过 MEP 和 PET 发现肌张力障碍患者皮质兴奋性异常增高。皮质静息期（cSP）前后两部分分别反映了脊髓和大脑皮质的抑制机制，肌张力障碍患者 cSP 的缩短说明了大脑皮质或脊髓对运动功能的抑制机能是减退的。这些研究为肌张力障碍的靶区和调制方向选择提供了参考。有研究者通过对痉挛性斜颈患者进行双侧小脑半球 cTBS 刺激，验证了小脑对运动皮质的抑制作用；痉挛性斜颈患者被随机分到 M1、dPM、SMA 及 ACC 4 个靶区组接受低频 rTMS，结果显示只有被分到 M1 区及 dPM 的患者刺激后症状明显改善，提示 M1 区和 dPM可能是痉挛性斜颈 rTMS 治疗的有效刺激靶点。

与帕金森病一样，肌张力障碍也存在非运动症状，如疼痛、睡眠障碍、精神症状和认知功能障碍等，这些症状与运动障碍共同影响患者的生活质量，并在很大程度上促成了残疾的发生。一项涉及 221 例局灶性肌张力障碍患者的新近研究显示，眼睑痉挛和颈部肌张力障碍患者睡眠质量受损的比例分别为 44% 和 46%，而健康对照者的这一比例则为 20%。一项涉及 116 例颈部肌张力障碍患者的研究显示，其社交恐惧症的终身患病率为 71%。因此，在治疗患者运动症状的同时，还需关注其非运动症状。

在临床应用中，我们将小脑半球的低频 rTMS 治疗应用于痉挛性斜颈、梅杰（Meige）综合征等肌张力障碍疾病的运动症状，部分患者结合 RDLPFC 低频治疗，总体疗效令人满意。我们还观察到，患者非运动症状的改善与运动症状的好转密切相关。值得一提的是，对部分梅杰综合征患者单独进行同侧头面运动区的低频rTMS 治疗同样显效，这个现象是否提示该病除了神经网络模型，还需要结合周围神经肌肉状况，上述两个靶区的联合应用是否能提高疗效，这些问题值得进一步探讨。

目前，关于 TMS 治疗头颈局部肌张力障碍的靶点、模式及治疗效果均处于探索阶段。神经网络模型的提出是否预示着新的肌张力障碍治疗方法将被开发，该模型是否能与基因、神经病理学、动物模型和影像学研究结果保持兼容，仍有待观察。

　　肌张力障碍是神经内科的疑难杂症之一，治疗手段少且疗效欠佳，目前主要以肉毒素治疗为主。肌张力障碍以梅杰综合征、扭转痉挛、痉挛性斜颈等不自主运动障碍为代表，病因不清，部分由于精神科用药所致。以前主要认为肌张力障碍是锥体外系疾病，目前看来其不仅仅涉及锥体外系，可能还涉及小脑、基底节、皮质环路，同样也涉及情感环路及认知环路。从文献及我们的治疗经验来看，梅杰综合征患者 rTMS 治疗不仅有效，未来随着脑科学的发展，可以根据患者的脑网络特征，制定个体化治疗靶点。

本章主要介绍了 TMS 技术在几种常见神经系统疾病中的简单机制及应用状况，从笔者团队的实践经验来看，TMS 技术无创安全、性能强大，在神经系统疾病的电生理评估和治疗及临床科研方面有独到之处。未来需要更多地开展随机、双盲、多中心的大样本临床试验，针对不同靶点、参数、疗程等进行刺激序列的优化、提升，也期待在 fMRI、脑电图等多模态影像学及电生理指引下，实现基于脑网络和功能连接的个体化、精准化治疗，实现调控的效能最大化。

表 2-1 为深圳市人民医院神经内科针对神经系统疾病的 TMS 治疗方案，该治疗方案参考国际临床神经生理学联盟 2019 年版 TMS 治疗指南、相关文献，并结合临床治疗经验制定，疗效有待进一步验证，仅供读者参考。

表 2-1 常见神经系统疾病 TMS 治疗方案

病种	刺激靶区	刺激频率	脉冲总数(个)	治疗次数	参考依据
亚急性期脑卒中手运动障碍	健侧 M1 区	1Hz	1000～1200	20	指南（A 级）
亚急性期脑卒中运动障碍	患侧 M1 区	10Hz	1000～1200	20	指南（B 级）
慢性期脑卒中运动障碍	患侧 M1 区	10Hz	1200～1800	20～30	文献+经验
	双侧 M1 区	健侧1Hz+患侧10Hz	1500～1800	20～30	文献+经验
	小脑	1Hz 或 cTBS	1200～1800	20～30	指南+文献
亚急性期脑卒中非流利性失语	健侧额下回	1Hz	1000～1200	20	文献+经验
慢性期脑卒中非流利性失语	健侧额下回	1Hz	1200～1800	20	指南（B 级）
	患侧额下回	10Hz	1200～1800	20～30	文献+经验
亚急性期脑卒中吞咽障碍	健侧吞咽皮质	1Hz	1000～1200	20	文献+经验
慢性期脑卒中吞咽障碍	双侧吞咽皮质	健侧1Hz,患侧10Hz	1200～1800	20～30	文献+经验
脑卒中后抑郁	RDLPFC	1Hz 或 cTBS	1500～2100	20～30	文献+经验
	LDLPFC	10Hz 或 iTBS	1500～3000	20～30	文献+经验
亚急性期脑卒中认知障碍	RDLPFC	1Hz 或 cTBS	1500～2100	20	文献+经验
慢性期脑卒中认知障碍	LDLPFC	10Hz 或 iTBS	1500～3000	20～30	文献+经验
脑卒中偏侧忽略	健侧后顶叶	cTBS	1000～1200	20	指南（C 级）
帕金森病运动迟缓	患侧 M1 区或 SMA	10～20Hz	1500～1800	20～40	指南（B 级）
帕金森病震颤	患侧 M1 区或 SMA	1Hz	1500～1800	20～40	文献+经验
帕金森病异动症	患侧 M1 区或 SMA	1Hz	1500～1800	20～40	文献+经验
帕金森病平衡障碍	患侧小脑	1Hz	1500～1800	20～40	文献+经验
帕金森病抑郁症状	LDLPFC	10～20Hz	1500～1800	20～40	指南（B 级）
帕金森病焦虑症状	RDLPFC	1Hz	1500～1800	20～40	文献+经验
帕金森病认知障碍	LDLPFC	10Hz 或 iTBS	1500～1800	20～40	文献+经验
帕金森病睡眠障碍	左或右侧 DLPFC	右侧 1Hz 左侧 10Hz	1500～1800	20～40	文献+经验
帕金森病膀胱功能障碍	S_2～S_4 神经根	1Hz	1000～1200	20～40	文献+经验
抑郁症	LDLPFC	10Hz 或 iTBS	1500～3000	20～40	指南（A 级）
	RDLPFC	1Hz	1500～2100	20～40	指南（B 级）

续表

病种	刺激靶区	刺激频率	脉冲总数(个)	治疗次数	参考依据
	RDLPF+LDLPFC	1Hz（cTBS）+10Hz（iTBS）	1500～3000	20～40	指南（B级）
双相情感障碍（躁狂期）	RDLPFC	10Hz	1500～2100	20	文献+经验
双相情感障碍（抑郁期）	LDLPFC	10Hz	1500～3000	20～40	文献+经验
焦虑症	RDLPFC	1Hz 或 cTBS	1200～1500	20～40	文献+经验
创伤后应激障碍	RDLPFC	10Hz	1200～1500	20～40	指南（B级）
强迫症	RDLPFC	1Hz	1200～1500	20～40	指南（C级）
	右侧眶额叶皮质	1Hz	1200～1500	20～40	文献+经验
阿尔茨海默病（轻度认知障碍）	多靶点（Pz、Broca区、Wernike区、左右侧 DLPFC、双侧顶叶感觉联合皮质）	10Hz	1500～1800	20～40	指南（C级）
	LDLPFC	10Hz 或 iTBS	1500～1800	20～40	文献+经验
额颞叶痴呆	RDLPFC	1Hz	1500～1800	20～40	文献+经验
神经病理性疼痛	对侧 M1 区	5～20Hz	1200～1500	20～30	指南（A级）
	神经根出口	1Hz	1200～1500	20～30	文献+经验
纤维肌痛（改善生活质量）	左侧 M1 区	10Hz	1200～1500	20～30	指南（B级）
纤维肌痛（改善疼痛）	LDLPFC	10Hz	1200～1500	20～30	指南（B级）
Ⅰ型复杂区域性疼痛	左侧 M1 区	10Hz	1200～1500	20～30	指南（C级）
偏头痛	RDLPFC	1Hz	1200～1500	20～30	文献+经验
	枕后视觉区	1Hz	600～1000	20～30	文献+经验
	患侧 M1 区	10Hz	1200～1500	20～30	文献+经验
睡眠障碍（入睡困难）	RDLPFC（P4）	1Hz 或 cTBS	1200～1600	20～40	文献+经验
失眠、易醒多梦	LDLPFC	10Hz 或 iTBS	1200～1600	20～40	文献+经验
不宁腿综合征	双侧 M1 区	10Hz	1200～1500	20～40	文献+经验
嗜睡症	LDLPFC	10Hz	1200～1600	20～40	文献+经验
肌张力障碍	小脑	1Hz	1500～1800	20～30	指南（D级）
	患侧头面运动区	1Hz	1500～1800	20～30	文献+经验
梅杰综合征	小脑	1Hz	1500～1800	20～30	指南+经验
	患侧头面运动区	1Hz	1500～1800	20～30	文献+经验
多发性硬化下肢痉挛	iTBS	下肢运动区	1200～1500	20～30	指南（B级）
遗传性脊髓小脑共济失调	小脑	10Hz	1500～1800	20～40	文献+经验
	小脑	0.2～1Hz	1500～1800	20～40	文献+经验
	双侧 M1 区	10Hz	1500～1800	20～40	文献+经验
遗传性痉挛性截瘫	双侧 M1 区	10Hz	1500～1800	20～40	文献+经验

续表

病种	刺激靶区	刺激频率	脉冲总数（个）	治疗次数	参考依据
多系统萎缩	双侧小脑+M1区	10Hz	3000	20～40	文献+经验
抽动症	双侧M1区	1Hz	1200～1600	20～40	文献+经验
	小脑	1Hz	1200～1600	20～40	文献+经验
特发性震颤	小脑	1Hz	1200～1600	20～40	文献+经验
癫痫	癫痫病灶	0.3～1Hz	600～900	20～30	指南（C级）
昏迷促醒	LDLPFC或M1区	10Hz	1200～1600	20～40	指南（D级）
	RDLPFC	1Hz	1000～1600	20～40	文献+经验
耳鸣	左侧颞顶皮质（TPC）	1Hz或cTBS	1000	20	指南（C级）
	对侧颞叶	cTBS	600	20	文献+经验
脑鸣	患侧颞叶	1Hz	1000～1600	20～30	文献+经验
	RDLPFC	1Hz	1000～1600	20～30	文献+经验
中枢性面瘫	头面运动区	1Hz	1000～1500	20～30	文献+经验
周围性面瘫	面神经根出口	1Hz或5Hz	1000～1500	20～30	文献+经验
神经源性膀胱尿失禁	S2～S4神经根	1Hz	1200～1600	20～40	文献+经验
神经源性膀胱排尿困难	S2～S4神经根	5Hz	1200～1600	20～40	文献+经验
物质成瘾	LDLPFC	10Hz	1200～1500	20～40	指南（C级）
精神分裂症（幻听）	左侧TPC	1Hz	1000～1200	20～40	指南（C级）
精神分裂症阴性症状	LDLPFC	10Hz	1500～3000	20～40	指南（C级）

注：禁忌证包括颅内金属异物、颅内高压、颅内恶性肿瘤、脑出血急性期、急性大面积脑梗死、重度癫痫、视网膜脱落、严重躯体疾病、佩戴心脏起搏器、耳蜗植入。

（苏晓琳　郭　毅）

参 考 文 献

何明利, 王新一, 徐丙超, 等.2009. 睡眠脑中波调制重复经颅磁刺激与常规重复经颅磁刺激治疗原发性睡眠的疗效对比. 中华物理医学与康复杂志, 31（11）：763-766

黄兴刚, 张祖余, 刘丽, 等.2014. 不同部位重复经颅磁刺激治疗原发性失眠的疗效对比. 癫痫与神经电生理杂志, 23（6）：350-352

刘秋生, 张驰, 杨敏.2019. 重复经颅磁刺激对海马依赖性学习记忆影响的实验研究进展. 中国康复医学杂志, 34（1）：101-105

邱铁慧, 高玉元, 聂坤, 等.2018. 重复经颅磁刺激治疗帕金森病抑郁的相关进展. 中华神经科杂志, 51（3）：208-211

汪凯, 朱春燕, 陈海波, 等.2016. 综合医院焦虑、抑郁与躯体化症状诊断治疗的专家共识. 中华神经科杂志, 49（12）：908-917

王学义，陆林. 2014. 经颅磁刺激与神经精神疾病. 北京：北京大学医学出版社

Alberto Benussi, Francesco Di Lorenzo, Valentina Dell' Era, et al. 2017. Transcranial magnetic stimulation distinguishes Alzheimer disease from frontotemporal dementia. Neurology, 89（7）：665-672

Attal N, Ayache SS, Ciampi De Andrade D, et al. 2016. Repetitive transcranial magnetic stimulation and transcranial direct-current stimulation in neuropathic pain due to radiculopathy：a randomized sham-controlled comparative study. Pain, 157（6）：1224-1231

Ayache SS, Farhat WH, Zouari HG. 2012. Stroke rehabilitation using noninvasive cortical stimulation：motor deficit. Expert Rev Neurother, 12（8）：949-972

Badawy RA, Harvey AS, Macdonell RA. et al. 2009. Cortical hyperexcitability and epileptogenesis：understanding the mechanisms of epilepsy. Clin Neurosci, 16（3）：355-365

Balderston NL, Beydler EM. 2020. Low-frequency parietal repetitive transcranial magnetic stimulation reduces fear and anxiety. Translational Psychiatry, 10（1）：68

Berlim MT, Neufeld NH, Van den Eynde F. 2013. Repetitive transcranial magnetic stimulation（rTMS）for obsessive-compulsive disorder（OCD）：an exploratory meta-analysis of randomized and sham-controlled trials. J Psychiatr Res, 47（8）：999-1006

Berman BD, Jinnah HA. 2015. Five new things. Neurology：Clinical Practice, 5（3）：232-240

Blumberger DM, Vila-Rodriguez F, Thorpe KE, et al. 2018. Effectiveness of theta burst versus high-frequency repetitive transcranial magnetic stimulation in patients withdepression（THREE-D）：a randomized non-inferiority trial. Lancet, 391（10131）：1683-1692

Cheeran B, Talelli P, Mori FA. 2008. Common polymorphism in the brain-derived neurotrophic factor gene（BDNF）modulates human cortical plasticity and the response to rTMS. Physiol, 586（23）：5717-5725

Cirillo Patricia, Gold Alexandra K, Nardi Antonio E, et al. 2019. Transcranial magnetic stimulation in anxiety and trauma-related disorders：a systematic review and meta-analysis. Brain Behav, 9（6）：e01284

Cotelli M, Manenti R, Cappa SF, et al. 2008. Transcranial magnetic stimulation improves naming in Alzheimer disease patients at different stages of cognitive decline. Eur J Neurol, 15（12）：1286-1292

Di Pino G, Pellegrino G, Assenza G, et al. 2014. Modulation of brain plasticity in stroke：a novel model for neurorehabilitation. Nat Rev Neurol, 10（10）：597-608

Drysdale AT, Grosenick L, Downar J, et al. 2017. Resting-state connectivity biomarkers define neurophysiological subtypes of depression. Nat Med, 23（1）：28-38

Du J, Yang F, Liu L, et al. 2016. Repetitive transcranial magnetic stimulation for rehabilitation of poststroke dysphagia：a randomized, double-blind clinical trial. Clin Neurophysiol, 127（3）：1907-1913

Du MY, Wu QZ, Yue Q, et al. 2012. Voxelwise meta-analysis of gray matter reduction in major depressive disorder. Prog Neuropsychopharmacol Biol Psychiatry, 36（1）：11-16

Eman M Khedr, Noha Abo-Elfetoh. 2010. Therapeutic role of rTMS on recovery of dysphagia in patients with lateral medullary syndrome and brainstem infarction. J Neurol Neurosurg Psychiatry, 81（5）：495-499

Felipe Fregni, Debora DaSilva, Kimberly Potvin, et al. 2005. Treatment of chronic visceral pain with brain stimulation. Ann Neuro, 58（6）：971-972

George MS, Wassermann EM, Williams WA, et al. 1995. Daily repetitive transcranial magnetic stimulation（rTMS）improves mood in depression. Neuroreport, 6（14）：1853-1856

Gilio F, Conte A, Vanacore N, et al. 2007. Excitatory and inhibitory after-effects after repetitive magnetic transcranial stimulation（rTMS）in normal subjects. Exp Brain Res, 176（4）：588-593

Gündel H, Wolf A, Xidara V, et al. 2001. Social phobia in spasmodic torticollis. Neurol Neurosurg Psychiatry, 71（4）：499-504

Hallock HL，Wang A，Griffin AL. et al. 2016. Ventral midline thalamus is critical for hippocampal-prefrontal synchrony and spatial working memory. Neurosci，36（32）：8372-8389

Hirayama A，Saitoh Y，Kishima H，et al. 2006. Reduction of intractable deafferentation pain by navigation-guided repetitive transcranial magnetic stimulation of the primary motor cortex. Pain，122（1-2）：22-27

Hoffman RE，Cavus I. 2002. Slow transcranial magnetic stimulation，long-term depotentiation，and brain hyperexcitability disorders. Am J Psychiatry，159（7）：1093-1102

Johnson S，Summers J，Pridmore S. 2006. Changes to somatosensory detection and pain thresholds following high frequency repetitive TMS of the motor cortex in individuals suffering from chronic pain. Pain，123（1-2）：87-92

Khedr EM，Farweez HM，Islam H，et al. 2003. Therapeutic effect of repetitive transcranial magnetic stimulation on motor function in Parkinson's disease patients. Eur J Neuro，10（5）：567-572

Khedr EM，Kotb HI，Mostafa MG，et al. 2015. Repetitive transcranial magnetic stimulation in neuropathic pain secondary to malignancy：a randomized clinical trial. Eur J Pain，2015，19（4）：519-527

Khedr EM，Rothwell JC，Shawky OA，et al. 2007. Dopamine levels after repetitive transcranial magnetic stimulation of motor cortex in patients with Parkinson'sdisease：preliminary results. Mov Disord，22（7）：1046-1050

Kim YH，You SH，Ko MH，et al. 2006. Repetitive transcranial magnetic stimulation-induced corticomotor excitability and associated motor skill acquisition in chronic stroke. Stroke，37（6）：1471-1476

Koch G，BonnìS，Casula EP，et al. 2019. Effect of cerebellar stimulation on gait and balance recovery in patients with hemiparetic stroke：a randomized clinical trial. Jama Neurol，76（2）：170-178

Koch G，Porcacchia P，Ponzo V，et al. 2014. Effects of two weeks of cerebellar theta burst stimulation in cervical dystonia patients . Brain Stimul，7（4）：564-572

Koch G. 2010. rTMS effects on levodopa induced dyskinesias in Parkinson's disease patients：searching for effective cortical targets. Restor Neurol Neurosci，28（4）：561-568

Kupsch A，Benecke R，Fau Müller J，et al. 2006. Pallidal deep-brain stimulation in primary generalized or segmental dystonia . N Engl J Med，355（19）：1978-1990

Lefaucheur JP，Aleman A，Baeken C，et al. 2019. Evidence-based guidelines on the therapeutic use of repetitive transcranial magnetic stimulation（rTMS）：an update（2014-2018），Clinical Neurophysiology，131（2）：474-528

Lefaucheur JP，Drouot X，Menard-Lefaucheur I，et al. 2006. Motor cortex　rTMS　restores defective intracortical inhibition in chronic neuropathic pain. Neurology，67（9）：1568-1574

Leo RJ，Latif T. 2007. Repetitive transcranial magnetic stimulation（rTMS）in experimentally induced and chronic neuropathic pain：a review. Pain，8（6）：453-459

Lesenskyj AM，Samples MP，Farmer JM，et al. 2018. Treating refractory depression in Parkinson's disease：a meta-analysis of transcranial magnetic stimulation. Transl Neurodegene，7：8

Lozeron P，Poujois A，Richard A，et al. 2016. Contribution of TMS and rTMS in the understanding of the pathophysiology and in the treatment of dystonia. Front Neural Circuits，10（286）：90

Ma Q，Geng Y，Wang HL，et al. 2019. High frequency repetitive transcranial magnetic stimulation alleviates cognitive impairment and modulates hippocampal synaptic structural plasticity in aged mice. Frontiers in Aging Neuroscience，11：235

Masashi Hamada，Yoshikazu Ugawa，Sadatoshi Tsuji，et al. 2008. High-frequency rTMS over the supplementary motor area for treatment of Parkinson's disease. Mov Disord，23（11）：1524-1531

Massimini M，Ferrarelli F，Sarasso S，et al. 2012. Cortical mechanisms of loss of consciousness：insight from TMS/EEG studies. Arch Ital Biol，150（2-3）：44-55

Massimini M，Rosanova M，Mariotti M. 2003. EEG slow（approximately 1Hz）waves are associated with nonstationarity of thalamo-cortical sensory processing in the sleeping human. J Neurophysiol，89（3）：1205-1213

Neychev VK，Gross RE，Lehericy S，et al，2011. The functional neuroanatomy of dystonia. Neurobiol Dis，42（2）：185-201

Oh MM，Simkin D，Disterhoft JF. 2016. Intrinsic hippocampal excitability changes of opposite signs and different origins in CA1 and CA3 pyramidal neurons underlie aging-related cognitive deficits. Frontiers in Systems Neuroscience，10：52

Okabe S，Ugawa Y，Kanazawa I. 2003. 0.2-Hz repetitive transcranial magnetic stimulation has no add-on effects as compared to a realistic sham stimulation in Parkinson's disease. Mov Disord，18（4）：382-388

Padmanabhan JL，Cooke D，Joutsa J，et al. 2019. A Human Depression Circuit Derived From Focal Brain Lesions. Biol Psychiatry，86（10）：749-758

Pal E，Nagy F，Aschermann Z，et al. 2010. The impact of left prefrontal repetitive transcranial magnetic stimulation on depression in Parkinson's disease：a randomized，double-blind，placebo-controlled study. Mov Disord，25（14）：2311-2317

Paul B Fitzgerald，Jessica Benitez，Anthony de Castella A. 2006. Randomized，controlled trial of sequential bilateral repetitive transcranial magnetic stimulation for treatment-resistant depression. Am J Psychiatry，163（1）：88-94

Paus S，Gross J，Moll-Müller M，et al. 2011. Impaired sleep quality and restless legs syndrome in idiopathic focal dystonia：a controlled study. Neurol，258（10）：1835-1840

Pell GS，Roth Y，Zangen A，et al. 2011. Modulation of cortical excitability induced by repetitive transcranial magnetic stimulation：influence of timing and geometrical parameters and underlying mechanisms. Prog Neurophysiology，93（1）：59-98

Pinar C，Fontaine CJ，Triviño-Paredes J，et al. 2017. Revisiting the flip side：long-term depression of synaptic efficacy in the hippocampus. Neuroscience & Biobehavioral Reviews，80：394-413

Pirio Richardson S，Tinaz S，Chen R. 2015. Repetitive transcranial magnetic stimulation in cervical dystonia：effect of site and repetition in a randomized pilot trial. PloS One，10（4）：e0124937

Raffaele Nardone，Luca Sebastianelli，Viviana Versace，et al. 2020. Effects of repetitive transcranial magnetic stimulation in subjects with sleep disorders. Sleep Med，71：113-121

Reis J，Wentrup A，Hamer HM，et al. 2004. evetiracetam influences human motor cortex excitability mainly by modulation of ion channel function--a TMS study. Epilepsy Res，62（1）：41-51

Riedel O，Heuser I，Klotsche J，et al. 2010. Occurrence risk and structure of depression in Parkinson disease with and without dementia：results from the GEPAD Study. J Geriatr Psychiatry Neurol，23（1）：27-34

Rizzo V，Quartarone A，Bagnato S，et al. 2001. Modification of cortical excitability induced by gabapentin：a study by transcranial magnetic stimulation. Neurol Sci，22（3）：229-232

Rossi S，Hallett M，Rossini PM，et al. 2009. Safety，ethical considerations，and application guidelines for the use of transcranial magnetic stimulation in clinical practice and research. Clin Neurophysiol，120（12）：2008-2039

Schrader LM，Stern JM，Koski L，et al. 2004. Seizure incidence during single- and paired-pulse transcranial magnetic stimulation（TMS）in individuals with epilepsy. Clin Neurophysiol，115（12）：2728-2737

Shang Y，Wang X，Shang X，et al. 2016. Repetitive transcranial magnetic stimulation effectively facilitates spatial cognition and synaptic plasticity associated with increasing the levels of BDNF and synaptic proteins in Wistar rats. Neurobiology of Learning and Memory，134（PtB）：369-378

Starkstein SE，Hayhow BD. 2019. Treatment of post-stroke depression. Curr Treat Options Neurol，21（7）：31

Theodore WH. 2003. Transcranial magnetic stimulation in epilepsy. Epilepsy Curr，3（6）：191-197

Tomoo，Mano，Masaru Yokoe，Youichi Saitoh，et al. 2018. The optimal stimulation site for high-frequency repetitive transcranial magnetic stimulation in Parkinson's disease：a double-blind crossover pilot study. J Clin Neurosci，47：72-78

Vannini P，Hanseeuw B，Munro CE，et al. 2017. Hippocampal hypometabolism in older adults with memory complaints and increased amyloid burden. Neurology, 88 (18) : 1759-1767

Waldowski K, Seniów J, Leśniak M, et al. 2012. Effect of low-frequency repetitive transcranial magnetic stimulation on naming abilities in early-stroke aphasic patients: a prospective, randomized, double-blind sham-controlled study. Scientific World Journal, 2012: 518568

Wang HL, Xian XH, Wang YY, et al. 2015. Chronic high-frequency repetitive transcranial magnetic stimulation improves age-related cognitive impairment in parallel with alterations in neuronal excitability and the the voltage-dependent Ca^{2+} current in female mice. Neurobiology of Learning and Memory, 118: 1-7

Wang JX, Rogers LM, Gross EZ, et al. 2014. Targeted enhancement of corticl-hippocampal brain networks and associative memory. Science, 345 (6200) : 1054-1057

Wright MA, Orth M, Patsalos PN, et al. 2006. Cortical excitability predicts seizures in acutely drug-reduced temporal lobe epilepsy patients. Neurology, 67 (9) : 1646-1651

Shen XY, Liu MY, Cheng Y, et al. 2017. Repetitive transcranial magnetic stimulation for the treatment of post-stroke depression: a systematic review and meta-analysis of randomized controlled clinical trials. J Affect Disord, 211: 65-74

Zheng YL, Zhong DL, Huang YJ. 2019. Effectiveness and safety of repetitive transcranial magnetic stimulation (rTMS) on aphasia in cerebrovascular accident patients: Protocol of a systematic review and meta-analysis. Medicine (Baltimore), 98 (52) : e18561

Yuichiro Shirota, Hiroshi Ohtsu, Masashi Hamada, et al. 2013. Supplementary motor area stimulation for Parkinson disease: a randomized controlled study. Neurology, 80 (15) : 1400-1405

Zoons E, Booij J, Nederveen A, et al, 2011. Structural, functional and molecular imaging of the brain in primary focal dystonia—a review. Neuroimage, 56 (3) : 1011-1020

第三章 经颅磁刺激对抑郁症的治疗作用

【案例】

案例一

患者，女，55 岁，主因"反复入睡困难、头晕 3 年余，加重 1 个月"入院。

患者 3 年前出现入睡困难，伴有头晕、眩晕感，自觉活动时明显，食欲下降，情绪低落、容易伤心落泪，不愿出门。曾至笔者医院门诊就诊，完善相关检查未见明显器质性病变，考虑为焦虑抑郁状态，给予"唑吡坦、草酸艾司西酞普兰"等药物治疗 1 月余后，症状改善不明显自行停药，间中服用唑吡坦助眠，1 个月以来自觉头晕加重、浑身无力，每晚仅能睡 1～2 小时，遂进一步入院治疗。起病以来，患者常有胸闷不适，饮食一般，大小便正常，体重无明显改变。患者近 5 年来照顾重病的丈夫，总担心丈夫身体健康状况，常暗自伤心流泪，不愿出门见朋友。

患者既往有高血压病史，血压控制可，无糖尿病、冠心病等慢性病史，无手术、外伤史，无药物过敏史。患者 52 岁绝经，否认性病冶游史，家族史及个人史无特殊。

一般查体：生命体征平稳，心肺腹未见明显异常。专科查体：神清语利，神情倦怠，脑神经未见明显异常，颈无抵抗，四肢肌力、肌张力正常，腱反射对称，病理征未引出，克氏征（－），粗侧深浅感觉检查正常，双侧指鼻试验及跟膝胫试验稳准，闭目难立征（－）。

辅助检查：血常规、肝肾功能检查等无明显异常。颅脑磁共振成像（MRI）示两侧额叶少许小缺血灶；磁共振血管成像（MRA）未见异常。汉密尔顿焦虑量表（HAMA）及汉密尔顿抑郁量表（HAMD）结果提示，患者可能存在焦虑（12分）与轻度的抑郁症状（17 分）；蒙特利尔认知评估（MoCA）量表结果（25 分，初中学历）提示患者存在轻度的认知功能损害，简易智力状态检查量表（MMSE）结果正常（30 分）。匹兹堡睡眠质量指数量表（PSQI）18 分，提示睡眠质量较差。综合以上结果，主要诊断为抑郁障碍合并焦虑状态。

该患者在规律服用抗抑郁药物治疗 1 个月后，症状并未见明显改善。rTMS刺激 LDLPFC 治疗抑郁症为基于循证医学的 TMS 治疗指南 A 级推荐，经患者同意、经颅磁刺激成人安全筛查（TASS）评估后，我们对该患者进行了 rTMS 治疗。首先测量静息运动阈值（RMT），随后根据阈值大小调节刺激强度，并将圆形线圈放置于患者右前额叶背外侧（RDLPFC），予以低频 rTMS 刺激，每次治疗 25 分钟，共 1360 个脉冲，具体参数见表 3-1。每天治疗 2 次，共治疗 18 次，同时口服阿普唑仑、草酸艾司西酞普兰药物治疗。经过 10 次治疗后，患者自觉头晕症状及睡眠有所改善。治疗结束 1 周后复查相关量表：HAMA 为 7 分；HAMD 为 5 分；PSQI 为 11 分，睡眠质量一般；MoCA 为 25 分（图 3-1A）；主观评价量表评分由 10 分降至 2 分，整个治疗过程中患者未诉头痛、耳鸣、抽搐等不良反应。治疗 6 个月后电话随访，患者仍在服用阿普唑仑、草酸艾司西酞普兰治疗，主观评价量表评分为 4 分，仍间中有睡眠障碍，偶有头晕不适（图 3-2A）。

案例二

患者，女，60 岁，退休教师，主因"记忆力下降 2 年余"入院。

患者 2 年多前无明显诱因出现记忆力下降，主要为近期记忆力下降，具体表现为不记得上一顿饭吃的什么，不记得是否已经服药，刚说过的事很快遗忘；无头晕头痛、言语不清、饮水呛咳、视物重影、吞咽困难、意识障碍、肢体抽搐等症状。1 年前曾在笔者所在科室住院治疗，当时被诊断为抑郁状态。给予阿普唑仑、氟西汀等药物以稳定情绪等，治疗后症状好转出院。近半年患者记忆力下降明显，伴有胸闷、头皮麻木发紧、全身疲乏及眼皮沉重，门诊予以口服草酸艾司西酞普兰、阿普唑仑等治疗 1 月余，症状无明显改善，遂进一步入院治疗。患者起病以来，精神、胃纳欠佳，睡眠欠佳，入睡困难，易早醒，平时心情较烦躁、容易紧张，大小便正常，体重无明显变化。

患者既往史无特殊，约 50 岁停经，婚育史无特殊，否认性病冶游史，否认类似疾病家族史及遗传病史。

一般查体：生命体征平稳，心肺腹未见明显异常。专科查体：神清语利，脑神经未见明显异常，脑膜刺激征（-），四肢肌力、肌张力正常，腱反射对称，病理征未引出，深浅感觉检查正常，共济运动检查正常。

辅助检查：血常规、肝肾功能检查等无明显异常。颅脑 MRI 示双侧额顶叶白质区小缺血灶；颅脑 MRA 未见明显异常。HAMD 为 25 分，可能为轻或中度抑郁；HAMA 为 24 分，有明显焦虑；MoCA 为 23 分（硕士学历），提示已有认知功能损害；PSQI 为 15 分。结合临床表现及辅助检查结果，诊断考虑抑郁状态、焦虑状态、轻度认知障碍（MCI）。

该患者入院后继续口服草酸艾司西酞普兰、曲唑酮、氟哌噻吨美利曲辛、地西泮药物治疗，经患者同意、TASS 评估后，我们对该患者进行了 rTMS 治疗。首先测量 RMT，随后根据阈值大小调节刺激强度，将"8"字形线圈放置于患者 LDLPFC，予以高频 rTMS 刺激，每次治疗 38 分钟，共 3000 个脉冲，具体参数见表 3-1。每天治疗 1 次，共治疗 20 次。治疗 3 天后患者自觉心情烦躁、疲劳症状有所改善，主观评价量表评分由 10 分降至 7 分，HAMA 为 20 分，HAMD 为 20 分，MoCA 为

24 分。治疗 8 天后主观评价量表评分降至 4 分，HAMA 为 5 分，HAMD 为 3 分。治疗结束后 HAMA 为 1 分，HAMD 为 2 分，PSQI 为 3 分，MoCA 为 27 分（图 3-1B），主观评价量表评分降至 2 分（图 3-2B），患者及家属主观评价为效果明显。整个治疗过程中患者未诉头痛、抽搐等不良反应。治疗结束 6 个月后电话随访，患者出院 1 周后自行停用口服药物，自觉一般状况良好，主观评价量表评分为 1 分，截至 2020 年 2 月病程已达 2 年，患者一般状况良好，主观评价量表评分为 1 分。

表 3-1　案例一及案例二 rTMS 治疗方案

患者	刺激靶点	刺激强度	刺激频率（Hz）	串刺激时间（秒）	串间歇时间（秒）	每次治疗时间（分钟）	单次总脉冲数（个）	治疗次数
1	RDLPFC	100%RMT	1	10	1	25	1360	18
2	LDLPFC	100%RMT	10	1	26	38	3000	20

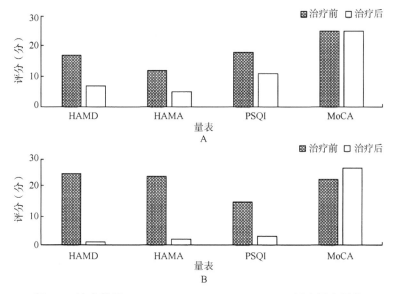

图 3-1　治疗前后 HAMD、HAMA、PSQI、MoCA 智力量表评分
A. 案例一；B. 案例二

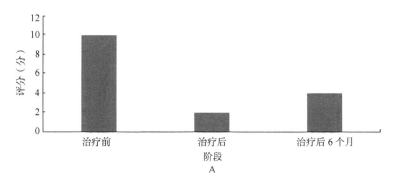

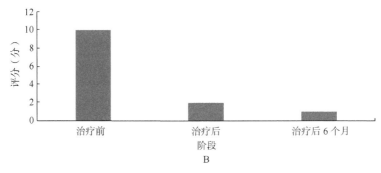

图 3-2 主观评价量表

基线值为 10 分，0 分为完全恢复正常，5 分为症状恢复 50%，10 分为症状完全改善，分数下降越多表示恢复程度越大

A. 案例一；B. 案例二

【讨论】

（一）抑郁症及其发病机制

抑郁症（MDD）是一种以心境低落、兴趣和愉悦感丧失、精力不济或疲劳感等为典型症状的常见精神障碍疾病。流行病学区域及全球疾病负担研究表明，抑郁症年患病率为 6.3%，被预测是总疾病负担的第二大原因。近几十年来，全球抑郁症患病率一直在上升。抑郁症的终身患病率女性为 20%~25%，男性为 7%~12%。抑郁症患者约占精神科门诊患者的 50%，占综合医院所有住院患者的12%。其中，综合医院各种慢性病患者合并抑郁状态的患病率更高。综合医院不同门诊患者抑郁状态患病率达 17%~53%，平均达 27%，且中老年人群为易患人群。

抑郁症是一种异质性疾病，具有多种表现形式和广泛的相关症状，其诊断主要依靠临床症状。目前根据国际疾病分类第 10 版或美国第 5 版《精神障碍诊断与统计手册》（*Diagnostic and Statistical Manual of Mental Disorders*，Fifth Edition，DSM-5）标准诊断及判断抑郁症严重程度。在临床治疗中，有 10%~20%的抑郁症患者使用 2 种或 2 种以上不同作用机制的抗抑郁药物，经足够剂量、足够疗程（6 周以上）治疗无效或收效甚微者为难治性抑郁症（TRD）。

目前，抑郁症发病机制仍不完全清楚。大量研究证据表明，单胺类异常，下丘脑-垂体-肾上腺轴（HPA）改变，免疫因素，神经可塑性及神经发生结构和功能改变，基因、环境因素及表观遗传因素等均与抑郁症的发生有关。

随着神经影像学的发展，早期体素形态测量研究发现，抑郁症患者存在区域性脑灰质体积不同程度减少，且灰质减少的程度与疾病严重程度、持续时间、反复发作等相关。功能性磁共振成像（fMRI）在抑郁症静息态功能连接领域研究发现，抑郁症患者存在多个脑区功能连接异常，如前扣带回皮质（ACC）脑区功能连接异常，LDLPFC、左侧海马旁回、丘脑和中央前回的功能连接性增强，RDLPFC和右侧顶叶之间的功能连接性降低，左侧颞中回、右侧颞上回和小脑的功能活性异常。可见抑郁症并非单个大脑区域的异常反应，而是广泛脑网络连接障碍，与多个脑网络同时发生重塑有关。2011 年 Menon 提出心理疾病和认知功能障碍与 3 个神经网络异常机制有关，即默认网络（default mode network，DMN）、中央执行网络（central executive network，CEN）和突显网络功能连接增强或减弱。关于脑功能和有效连通性的最新研究认为，至少有 4 个网络参与抑郁症患者大脑功能整合，分别为腹侧边缘情感网络（affective network，AN）、额叶纹状体奖励网络（reward network，RN）、DMN 和背侧认知控制网络（cognitive control network，CCN）。

AN 由眶额叶皮质（OFC）、ACC 的情感区和边缘区（包括杏仁核、海马体和岛叶）形成，与情绪的处理和调节有关。AN 异常连接可能是情绪失调的基础，其连接强度与抑郁症的严重程度呈正相关。RN 由额叶皮质和纹状体区域形成，各区域间的连通性降低可导致兴趣、动力和愉悦感丧失（快感缺乏症），甚至出现躁狂症状；RN 的异常激活和连接还与抑郁症相关的食欲丧失或亢进有关。DMN主要包括前、后扣带回皮质（PCC）和内侧前额叶皮质（MPFC）及顶下皮质，又称为任务负网络。该网络连接增强可导致患者反复思考自己的消极负面情绪，延长负面情绪持续时间，加剧消极思维，削弱其解决问题的能力。CCN 主要由DLPFC、ACC 的认知叶和顶叶皮质组成。CCN 负责根据内在目标调节思想和行动。抑郁症患者表现为 CCN 所涉及的控制工作记忆、执行控制情感干扰及休息等区域连通性失调。CCN 的连接性下降也可表现为认知缺陷。

还有多项研究发现，抑郁症患者存在其他特定脑网络的改变，如突显网络的核心脑区域分布在前扣带和腹侧前岛叶（即额岛叶）皮质，以及杏仁核、下丘脑、腹侧纹状体、丘脑和特定的脑干核团等脑区。该网络各脑区可在不同的刺激条件下共同激活，提示此网络在功能-解剖方面密切连接。目前研究证实，突显网络是参与感受、认知、情绪和社会意识的脑功能网络。这些特定脑网络常常在解剖结构上相互重叠（如眶额叶皮质、海马，既是默认网络的脑区，也是情感网络的脑区），或通过功能连接而相互发生影响。这些特定脑网络在抑郁症发病机制中起重要作用，还可通过异常脑连接是否正常化来判断抗抑郁治疗疗效。

（二）经颅磁刺激治疗抑郁症进展

目前，抑郁症的有效治疗方法有药物及非药物治疗；非药物治疗包括心理治疗和物理治疗，后者包括 TMS、经颅直流电刺激（transcranial direct current stimulation，tDCS）、改良电休克治疗（modified electroconvulsive therapy，MECT），磁休克治疗（magnetic seizure therapy，MST）及深部脑刺激（DBS）等。

TMS 作为一项无创、安全、非侵入性的体外神经调控技术，已成为研究大脑功能的主要科学工具，被美国 FDA 批准用于治疗 TRD，可作为抗抑郁药物治疗基础上的主要治疗方法或者增强治疗策略。

TMS 技术原理主要是使用不同刺激频率的脉冲磁场刺激大脑皮质，改变皮质神经细胞的膜电位，使之产生感应电流，影响脑内代谢和神经电活动，引起一系列生理生化反应，通过改变刺激频率、强度、位置、深度、总刺激数等可控制作用效果的强弱和方向（表 3-2）。TMS 可刺激不同的皮质区域，调节情绪网络连接，并作用于深部神经核团，引起神经递质、激素、神经营养因子、局部血流及代谢改变，从而产生抗抑郁作用，具有无创、不良反应少、耐受性好等优势。在治疗过程中线圈类别、线圈放置的位置及刺激频率均会对治疗效果产生影响，但目前 TMS 是否可作为抑郁症治疗的最佳手段仍未达成一致。

1. 刺激频率

高频 rTMS（10～20Hz）可使局部神经元活动易化，皮质兴奋性增加，已在临床广泛用于抑郁症治疗。2008 年 10 月 FDA 已正式批准高频 rTMS 刺激 LDLPFC治疗 TRD，Berlim 等对 29 项随机双盲对照试验（共纳入 1371 例受试者）进行荟萃分析，结果提示高频 rTMS 刺激 LDLPFC 治疗抑郁症效果优于假刺激。目前尚无研究表明具体多少数值的高频刺激疗效最佳。

低频 rTMS（1～5Hz）可抑制局部神经元活动，使皮质兴奋性降低。Berlim等另一项纳入 8 项随机双盲对照试验的荟萃分析，以 1Hz 低频 rTMS 刺激 RDLPFC共 10～20 次，与假刺激对照，结果提示低频 rTMS 治疗抑郁症有效。有研究显示低频 rTMS 刺激 RDLPFC 疗效并不优于高频 rTMS 刺激 LDLPFC，但其安全性更高。

双侧 rTMS 治疗为先给予 RDLPFC 低频 rTMS 治疗，再进行 LDLPFC 高频rTMS 治疗，或双侧同时进行。Chen 等纳入 7 项随机对照研究（共 509 名抑郁症受试者）进行荟萃分析，发现双侧 rTMS（1Hz RDLPFC+10Hz LDLPFC，100%～120%MT，总脉冲数为 420～1450 个）在抑郁症治疗方面显示出与单侧 rTMS 相当的抗抑郁功效和可接受性。

另一项纳入 113 项临床试验、包括 6750 例抑郁症患者的非手术性脑刺激治疗成人抑郁症的荟萃分析，对 LDLPFC 高频、RDLPFC 高频、LDLPFC 低频、RDLPFC低频、双侧 DLPFC 5 种 rTMS 治疗方法的疗效进行比较发现，LDLPFC 高频、RDLPFC 低频及双侧 rTMS 治疗抑郁症均有效且疗效相当。

2. 刺激部位与定位方法

rTMS 治疗抑郁症的疗效与刺激靶点的连通性密切相关。DLPFC 与边缘结构

表 3-2　rTMS 治疗抑郁症的临床研究

作者及发表年份	研究对象（例数）	研究方法	刺激靶点	刺激频率	静息运动阈值	刺激时间	治疗次数	脉冲个数	线圈类别	不良反应	结果
Berlim 等, 2014 年	MDD（1371例）	Meta 分析, 共纳入 29 个 RCT	LDLPFC	5~20Hz	80%~120%	未提及	10~30	6000~90000	未提及	无	治疗组 48%MDD 患者 HAMD 评分改善 > 50% 或 <7~8 分
Berlim 等, 2013 年	MDD(263例)	Meta 分析, 共纳入 8 个 RCT	RDLPFC	1Hz	90%~110%	未提及	15	1200~24000	未提及	无	治疗组 HAMD 缓解率为 34.6%, 敏感性分析表明大于 1200 个磁脉冲的方案疗效更明显
Blumberger 等, 2012 年	MDD（74例）	RCT	LDLPFC vs BDLPFC	10Hz L vs 1Hz R+10Hz L	100%~120%	30s	15	1450 vs 750	"8"字形线圈	无	双侧 rTMS 治疗 MDD 的缓解率（34.6%）显著高于单侧组（4.5%）和阴性对照组（5.0%）
Feffer 等, 2018 年	对药物耐受和/或对 DLPFC rTMS 无反应的 MDD（42例）	回顾性研究	右侧 OFC	1Hz	120%	10s	20~30	360	"8"字形线圈	局部疼痛评分 6~7 分	OFC-rTMS 治疗安全性尚可, HAMD 缓解率为 35.7%, 治愈率为 23.8%

续表

作者及发表年份	研究对象（例数）	研究方法	刺激靶点	刺激频率	静息运动阈值	刺激时间	治疗次数	脉冲个数	线圈类别	不良反应	结果
Kreuzer等，2015年	中重度MDD（45例）	随机对照试验	LDLPFC vs AC	vs 10Hz	110% vs 100%	未提及	15	30000	"8"字形线圈 vs 双锥线圈	局部轻微疼痛，1例患者先兆偏头痛发作	双锥线圈rTMS刺激前扣带回治疗与"8"字形线圈LDLPFC比较疗效更显著，且安全性及耐受性相当
Kim等，2019年	中晚孕期女性MDD（22例）	随机对照试验	RDLPFC	1Hz	100%	未提及	20	18000	"8"字形线圈	增加晚期早产风险	治疗组反应性为81.82%，缓解率为27.27%，均较假刺激组好，分娩结果均正常
Hizli等，2014年	中晚孕期女性MDD（30例）	开放标签	LPFC	25Hz	100%	2s	18	18000	"8"字形线圈	无	20.7%患者缓解（HAMD评分＜8分），34.5%部分缓解，3.4%恶化
ModiroustaM等，2018年	MDD（36例）	回顾性研究	LDLPFC	10Hz	110%	5s	1次/天×30天 vs 2次/天×15天	3000	"8"字形线圈	无	每天2次治疗组缓解率更高，起效更快

注：RCT，随机对照试验；MDD，抑郁症；AC，前扣带回皮质；LPFC，左前额叶皮质；RDLPFC，右背外侧前额叶皮质；LDLPFC，左背外侧前额叶皮质；BDLPFC，双侧背外侧前额叶皮质；OFC，眶额叶皮质；HAMD，汉密尔顿抑郁量表；部分缓解，HAMD评分下降>50%；L，左侧；R，右侧。

脑区高度相关，对抑郁症和情绪调节有重要作用，且与认知障碍病理生理改变密切相关，也是 rTMS 线圈刺激脉冲最易达到的区域，因此 DLPFC 为目前 rTMS 治疗抑郁症常用靶点。

关于抑郁症患者脑内皮质结构、神经网络连通性及相关性的综合证据表明，DLPFC 在情绪调节中与额叶皮质其他区域相比，可能处于相对边缘的地位，Downar 等提出抑郁症治疗中 rTMS 的 4 个新的潜在靶刺激目标：背内侧前额叶皮质（DMPFC）、额极皮质（FPC）、腹内侧前额叶皮质（VMPFC）和腹外侧前额叶皮质（VLPFC），但其精准性及有效性均需进一步临床研究证实。有部分临床研究以抑郁症患者脑网络连通性中断的其他核心区域如 DMPFC、OFC、ACC 等作为 rTMS 治疗靶点，均显示出明显的治疗效果。然而，在体表准确定位刺激靶点同样存在一定挑战。目前最常用的是"5cm 法"（通过测定运动阈值确定初级运动皮质，平行前移 5cm 即为 DLPFC 位置），另有学者提出"（5+1）cm 法"（在 5cm 定位后向前 1cm）可以减少运动前区的偏移量，但这两种方法都忽略了个体间的颅脑结构差异。而定位的细微差异会使刺激部位和前扣带回功能连接发生明显改变，从而影响疗效。rTMS 结合 MRI 精准定位，刺激深层结构的线圈的引入，以及神经导航技术有助于解决这一问题。

3. 刺激强度

刺激强度是由个体化运动阈值（MT）的百分比确定。MT 的大小由皮质兴奋性决定，目前研究及临床应用多以 80%～120% MT 作为刺激强度。刺激强度过大可能诱发癫痫、局部头皮疼痛及手部肌肉收缩，降低患者耐受性，同时高强度对磁刺激设备散热功能提出更高的要求。老年抑郁症患者存在不同程度前额叶皮质萎缩，颅骨与前额叶皮质距离增大，可通过适当调整刺激强度以达到更好疗效。

4. 刺激时间

对于刺激时间的选择，目前缺乏比较研究，尚无确切数据，大部分临床研究选择 1～8 周，多数为 2 周，FDA 推荐 rTMS 最佳治疗时间为 4 周。

5. 特殊人群 rTMS 治疗

目前有证据表明，rTMS 在青少年抑郁症患者中应用具有安全性及有效性。有研究发现，低频 rTMS 治疗中晚期妊娠抑郁症患者安全有效且对出生后婴儿并未发现特殊危害。Krishnan 等报道 rTMS 治疗儿童脑瘫、自闭症等疾病安全且有效，但缺乏 14 岁以下儿童抑郁症治疗方面的研究。

（三）抑郁症治疗方案选择及有效性探讨

本章介绍了 rTMS 治疗两例药物反应不佳的抑郁症患者的有效性及安全性。两例患者的发病机制、临床表现及治疗方案略有不同。案例一以睡眠障碍、反复头晕为主要症状，HAMD 为 17 分，HAMA 为 12 分，PSQI 为 18 分，MoCA 为

25 分。根据患者临床表现,其异常连接网络主要为腹侧边缘情感网络连通性增强。案例二以近期记忆力下降、情绪紧张、疲乏、睡眠差为主要表现,入院 HAMD 为 25 分,HAMA 为 24 分,MoCA 为 24 分,PSQI 为 15 分。根据患者临床表现,其异常连接网络可能主要为背侧认知控制网络连通性下降,表现为认知功能下降,负面思想和情绪的自上而下的控制失调。

治疗方案选择方面,根据大量临床试验结果,选取了经典刺激靶点 DLPFC。案例一为圆形线圈低频刺激 RDLPFC,刺激脉冲数为 1360,共治疗 18 次。案例二为 "8" 字形线圈高频刺激 LDLPFC,刺激脉冲数为 3000,共治疗 20 次。同时两例患者均联合口服抗抑郁药物,均取得明显疗效,以案例二疗效更显著,这与临床研究结果基本一致,RDPLFC 低频较 LDLPFC 高频无明显优势。两例患者选用不同的每日治疗方案,案例一为每日 2 次,共 18 次,有文献报道每日 2 次能够较快起效,且在患者耐受范围,能够减少患者反复就诊次数。案例二为每日 1 次,共 20 次,是否与其疗效持续时间更长有关有待进一步实验对照研究。两者治疗方面刺激线圈不同。圆形线圈优势为线圈刺激面积大,可对神经刺激产生时间和空间叠加作用,实现强刺激的效果,但其空间聚焦作用不如 "8" 字形线圈。"8" 字形线圈刺激面积小、刺激深度比较浅,有聚焦刺激功能。

治疗效果方面,案例一治疗 18 次后:HAMA 为 7 分,HAMD 为 5 分,PSQI 为 11 分,MoCA 为 25 分;6 个月后随访主观评价量表评分为 4 分,症状有反复趋势;案例二治疗 20 次后:HAMA 为 1 分,HAMD 为 2 分,PSQI 为 3 分,MoCA 为 27 分,主观评价量表评分由 10 分降至 2 分,6 个月后随访主观评价量表评分为 1 分,症状未见反复。两例患者治疗均有效,但案例二的焦虑抑郁评分、智力评分均改善更为显著,暂无复发迹象。案例二总治疗时间、总脉冲数均较案例一多,两者疗效差异考虑与线圈、治疗时间、总脉冲数有关。一定数量脉冲数的积累可能使 rTMS 产生持续的神经重塑作用,具体机制还有待进一步研究,最佳刺激累积时间尚需进一步大规模临床研究。不同的抑郁症类型对 rTMS 治疗反应不同,2017 年 Drysdale 通过大规模静息态 fMRI 数据分析提出了抑郁症患者的 4 种不同神经生理亚型。亚型 1 和亚型 2 临床特征主要体现为易有无力感和疲劳感,存在前扣带回和眶额叶皮质连接性降低;亚型 3 和亚型 4 临床特征主要体现为快感缺乏和精神运动迟缓,丘脑和纹状体连接性增加;亚型 1 和亚型 4 容易焦虑,并有小脑扁桃体和杏仁体异常连接。同时,该研究还发现不同生物分型对 rTMS 治疗效果不同。根据生物分型并结合其他连通特征来区分治疗应答者与非应答者,精确度可达 90%;而基于临床症状对 rTMS 治疗反应进行预测,精确度为 63%;而本部分的两例患者尚缺乏 fMRI 静息态功能连通性数据,不能进行准确神经生理分型。

rTMS 作为一项疗效确切的治疗方法,其治疗效果与其持续抑制或增强皮质兴奋性,从而调节脑网络连接,并引起神经递质、局部血流及代谢改变等连锁反应有关。EEG 是一种具有极高时间分辨率的神经影像学手段，与 fMRI 联合应用是检测抑郁症患者脑功能及异常网络连接的重要工具，并能进行神经生物学分型及治疗效果预测，可为 rTMS 治疗提供精准治疗靶点并评估异常网络连接恢复情况，判断疗效。在此背景下，抑郁症患者的脑网络特征可能成为未来诊断及预测药物或 rTMS 治疗疗效的重要指标，希望在不久未来，我们可以通过 fMRI、静息态 EEG 或 TMS 联合 EEG（TMS-EEG）来实现这一目标。

【主编点评】

抑郁症是目前最常见的疾病之一，抗抑郁药物的种类繁多，但起效慢，总体疗效在 30%～40%，且存在一定的副作用。如果某技术在治疗抑郁焦虑 10～20 天甚至更短的时间内就能起效，则可认为该项技术在抑郁焦虑治疗领域极具前景。笔者科室用 rTMS 及 TBS 治疗这一类患者总体疗效在 40%～60%，且截至目前未见明显的副作用。

（杨苗娟　郭　毅）

参 考 文 献

鲁亚杰，夏麟，武圣君. 2015. 右侧额叶低频重复经颅磁刺激治疗抑郁症的 meta 分析. 中国神经精神疾病杂志，41（6）：341-348

American Psychiatric Association DSM-Task Force Arlington VA US. 2013. Diagnostic and statistical manual of mental disorders：DSM-5™（5th ed.）. Codas, 25（2）:191

Berlim MT, Eynde FVD, Daskalakis JZ. 2013. Clinically meaningful efficacy and acceptability of low-frequency repetitive transcranial magnetic stimulation（rTMS）for treating primary major depression：a meta-analysis of randomized，double-blind and sham-controlled trials. Neuropsychopharmacology, 38（4）：543-551

Berlim MT, Eynde FVD, Perdomo ST, et al. 2014. Response，remission and drop-out rates following high-frequency repetitive transcranial magnetic stimulation（rTMS）for treating major depression：a systematic review and meta-analysis of randomized，double-blind and sham-controlled trials. Psychol Med, 44（2）：225-239

Berlim MT, Tureck G. 2017. What is the meaning of treatment resistant/refractory major depression(TRD)? A systematic review of current randomized trials. Eur Neuropsychopharmacol, 17（11）：696-707

Berman MG, Misic B, Buschkuehl M, et al. 2014. Does resting -state connectivity reflect depressive rumination? A tale of two analyses. NeuroImage, 103：267-279

Chang GB, Dhamala M. 2016. The salience network dynamics in perceptual decision-making. Neuroimage, 134（1）：85-93

Chen JJ, Liu Z, Zhu D, et al. 2014. Bilateral vs. unilateral repetitive transcranial magnetic stimulation in treating major depression：a meta-analysis of randomized controlled trials. Psychiatry Res, 219（1）：51-57

Cipriani A, Furukawa TA, Salanti G, et al. 2018. Comparative efficacy and acceptability of 21 antidepressant drugs for the acute treatment of adults with major depressive disorder：a systematic review and network meta-analysis. Lancet, 391（10128）：1357-1366

Donaldson AE，Gordon MS，Melvin GA，et al. 2014. Addressing the needs of adolescents with treatment resistant depressive disorders：a systematic review of rTMS. Brain Stimulat，7（1）：7-12

Downar J，Daskalakis ZJ. 2013. New targets for rTMS in depression：a review of convergent evidence. Brain Stimul，6（3）：23-240

Drysdale AT，Grosenick L，Downar J，et al. 2017. Resting-state connectivity biomarkers define neurophysiological subtypes of depression. Nat Med，23（1）：28-38

Du MY，Wu QZ，Yue Q，et al. 2012. Voxelwise meta-analysis of gray matter reduction in major depressive disorder. Prog Neuropsychopharmacol Biol Psychiatry，36（1）：11-16

Feffer K，Fettes P，Giacobbe P，et al. 2018. 1Hz rTMS of the right orbito-frontal cortex for major depression：safety，tolerability and clinical outcomes. Eur Neuropsychopharmacol，28（1）：109-117

Fox MD，Liu H，Pascual-Leone A. 2013. Identification of reproducible indicidualized targets for treatment of depression with TMS based on intrinsic connectivity. Neuroimage，66：151-160

GBD. 2015. Disease and Injury Incidence and Prevalence Collaborators. Global，regional，and national incidence，prevalence，and years lived with disability for 310 diseases and injuries，1990-2015：a systematic analysis for the global burden of disease study 2015. Lancet，388（10053）：1545-602

Gershenfeld HK，Philibert RA，Boehm GW. 2005. Looking forward in geriatric anxiety and depression：implications of basic science for the future. American Journal of Geriatric Psychiatry Official Journal of the American Association for Geriatric Psychiatry，13（12）：1027-1040

Greicius MD，Krasnow B，Reiss AL，et al. 2003. Functional connectivity in the resting brain：a network analysis of the default mode hypothesis. Proc Natl Acad Sci USA，100（1）：253-258

Guo W，Liu F，Yu M，et al. 2014. Functional and anatomical brain deficits in drug-naive major depressive disorder. Prog Neuropsychopharmacol Biol Psychiatry，54：1-6

Hizli Sayar G，Ozten E，Tufan E，Tarhan N，et al. 2014. Transcranial magnetic stimulation during pregnancy. Arch Womens Ment Health，17（4）：311-315

Holmes EA，Ghaderi A，Harmer CJ，et al. 2018. The lancet psychiatry commission on psychological treatments research in tomorrow's science. The Lancet Psychiatry，5（3）：237-286

Huang Y，Wang Y，Wang H，et al. 2019. Prevalence of mental disorders in China：a cross -sectional epidemiological study. Lancet Psychiatry，6（3）：211-224

Ismail Z，Elbayoumi H，Fischer CE，et al. 2017. Prevalence of depression in patients with mild cognitive impairment：a systematic review and meta-analysis. JAMA Psychiatry，74（1）：58-67

Janicak PG，O'Reardon JP，Sampson SM，et al. 2008. Transcranial magnetic stimulation in the treatment of major depressive disorder：a comprehensive summary of safety experience from acute exposure，extended exposure，and during reintroduction treatment. J Clin Psychiatry，69（2）：222-232

Johnson KA，Baig M，Ramsey D，et al. 2013. Prefrontal rTMS for treating depression：location and intensity results from the OPT-TMS multi-site clinical trial. Brain Stimul，6（2）：108-117

Kim DR，Wang E，McGeehan B，et al. 2019. Randomized controlled trial of transcranial magnetic stimulation in pregnant women with major depressive disorder. Brain Stimul，12（1）：96-102

Kreuzer PM，Schecklmann M，Lehner A，et al. 2015. The ACDC pilot trial：targeting the anterior cingulate by double cone coil rTMS for the treatment of depression. Brain Stimul. 8（2）：240-246

Krishnan C，Santos L，Peterson MD，et al. 2015. Safety of noninvasive brain stimulation in children and adolescents. Brain Stimul，8（1）：76-87

Kuo DC，Tran M，Shah AA，et al. 2015. Depression and the suicidal patient. Emerg Med Clin North Am，33（4）：765-778

Li BJ, Friston K, Mody M, et al. 2018. A brain network model for depression: from symptom understanding to disease intervention. CNS Neuroscience & Therapeutics, 24（11）: 1004-1019

Lorenzetti V, Allen NB, Fornito A, et al. 2009. Structural brain abnormalities in major depressive disorder: a selective review of recent MRI studies. J Affect Disord, 117（1-2）: 1-17

McGirr A, Berlim MT. 2018. Clinical usefulness of therapeutic neuromodulation for major depression: a systematic meta-review of recent meta-analyses. Psychiatr Clin North Am, 41（3）: 485-503

Menon V. 2011. Large-scale brain networks and psychopathology: a unifying triple network model. Trends Cogn Sci, 15（10）: 483-506

Mitchell AJ, Chan M, Bhatti H, et al. 2011. Prevalence of depression, anxiety, and adjustment disorder in oncological, haematological, and palliative-care settings: a meta-analysis of 94 interview-based studies. Lancet Oncol, 12（2）: 160-174

Modirrousta M, Meek BP, Wikstrom SL. 2018. Efficacy of twice-daily vs once-daily sessions of repetitive transcranial magnetic stimulation in the treatment of major depressive disorder: a retrospective study. Neuropsychiatr Dis Treat, 14: 309-316

Moussavi S, Chatterji S, Verdes E, et al. 2007. Depression, chronic diseases, and decrements in health: results from the World Health Surveys. Lancet, 370（9590）: 851-858

Mutz J, Vipulananthan V, Carter B, et al. 2019. Comparative efficacy and acceptability of non-surgical brain stimulation for the acute treatment of major depressive episodes in adults: systematic review and network meta-analysis. BMJ, 364: 1079

Organization WH. 2003. The world health report 2002-reducing risks, promoting healthy life. Education for Health, 16（16）: 230

Peng J, Liu J, Nie B, et al. 2011. Cerebral and cerebellar gray matter reduction in first-episode patients with major depressive disorder: a voxel-based morphometry study. Eur J Radiol, 80（2）: 395-399

Raichle ME, MacLeod AM, Snyder AZ, et al. 2001. A default mode of brain function. Proc Natl Acad Sci USA, 98（2）: 676-682

Sender D, Nazar BP, Baczynski T, et al. 2017. Bilateral DMPFC-rTMS leads to sustained remission in geriatric treatment-resistant depression: a case report. Psychiatr Danub, 29（2）: 218-220

Shah MR, Jampa A, Kaur M, et al. 2019. Transcranial magnetic stimulation for major depressive disorder in pregnancy: a literature review. Cureus, 11（8）: e5431

Simmons WK, Burrows K, Avery JA, et al. 2016. Depression-related increases and decreases in appetite: dissociable patterns of aberrant activity in reward and interoceptive neurocircuitry. Am J Psychiatry, .173（4）: 418-428

Snyder HR. 2013. Major depressive disorder is associated with broad impairments on neuropsychological measures of executive function: a meta-analysis and review. Psychol Bull, 139（1）: 81-132

Stapelberg N, Neumann DL, Shum D, et al. 2019. Health, predisease and critical transition to disease in the psycho-immune-neuroendocrine network: are there distinct states in the progression from health to major depressive disorder?Physiol Behav, 198: 108-119

Wang J, Wu X, Lai W, et al. 2017. Prevalence of depression and depressive symptoms among outpatients: a systematic review and meta-analysis, BMJ Open, 7（8）: e017173

Wei Y, Zhu J, Pan S, et al. 2017. Meta-analysis of the efficacy and safety of repetitive transcranial magnetic stimulation（rTMS）in the treatment of depression. Shanghai Archives of Psychiatry, 29: 328-342

World Health Organization. 2002. The World Health Report 2002: Reducing Risks, Promoting Healthy Life

Ye T, Peng J, Nie B, et al. 2012. Altered functional connectivity of the dorsolateral prefrontal cortex in first-episode patients with major depressive disorder. Eur J Radiol, 81（12）: 4035-4040

第四章　经颅磁刺激对焦虑症的治疗作用

【案例】

案例一

患者，女，44 岁，主因"反复头晕 8 年"入院。

患者 8 年前无明显诱因出现头晕，表现为昏沉感，呈持续性，伴恶心，头晕与体位变化无关，且多于精神紧张时出现，伴心悸、胸闷、全身乏力，每日发作次数、持续时间不定，有时可自行好转，严重时伴有步态不稳，影响工作及生活。无呕吐，无耳鸣、听力下降，无视物旋转、视物模糊等症状。多次于笔者医院门诊就诊，诊断为①头晕查因：焦虑状态？②睡眠障碍。曾先后服用草酸艾司西酞普兰、氟哌噻吨美利曲辛、氟西汀、舍曲林、奥卡西平、曲唑酮、阿普唑仑等多种药物治疗，头晕症状改善不明显，遂进一步入院治疗，患者起病以来，精神、胃纳尚可，长期睡眠不佳，大小便正常，体重无明显改变。

患者既往高血压病史 8 年，规律服用"氨氯地平 2.5mg qd"控制血压，平时未监测血压。否认糖尿病、冠心病病史，否认肝炎、结核等传染病病史，否认手术、外伤、输血史，有青霉素过敏史。月经史、婚育史无特殊，患者儿子患有自闭症。

一般查体：生命体征平稳，心肺腹未见明显异常。专科查体：神清语利，对答切题，双侧瞳孔等大等圆（d=3mm），对光反射灵敏，双眼眼震（–），双侧鼻唇沟对称，伸舌居中，颈无抵抗，四肢肌张力正常，四肢肌力 V 级，双下肢病理征未引出，克氏征（–），感觉检查正常，共济运动稳准。

辅助检查：血常规，血红蛋白 107g/L；凝血功能、电解质、肝肾功能、心肌酶、空腹血糖、血尿酸、超敏 C 反应蛋白、血脂、同型半胱氨酸、甲状腺功能、尿便常规、糖化血红蛋白均未见明显异常。心脏彩超、颈动脉彩超未见异常声像。颅脑 MRI 示右侧脑室后角旁小缺血灶；MRA 未见异常。颈椎 MRI：①颈椎间盘变性，C_5、C_6 椎间盘向后突出；②颈椎轻度退行性变。睡眠呼吸监测：轻度睡眠呼吸暂停低通气综合征。PSQI 为 12 分，提示睡眠质量较差；HAMA 为 25 分，提示肯定有明显焦虑；HAMD 为 10 分，提示可能有极轻抑郁；MMSE 及 MoCA 均在正常范围。患者临床表现及检查结果支持焦虑症诊断。

入院后予以"奥氮平 1.25mg qn"及"度洛西汀 30mg qd（3 天后加量为 60mg qd）"治疗。因多项研究表明，rTMS 可用于治疗焦虑症。经伦理委员会批准及患者同意、TASS 评估后，我们对该患者进行了 rTMS 治疗。首先测量静息运动阈值（RMT），随后根据阈值大小调节刺激强度，并将"8"字形线圈放置于患者 RDLPFC，予以 1Hz 的 rTMS 刺激，每次治疗 25 分钟，共 1360 个脉冲，具体见表 4-1。每天治疗 2 次，共治疗 5 天。治疗结束后患者头晕症状明显好转，再次对患者进行量表评估，PSQI 由 12 分降至 10 分，HAMA 由 25 分降至 6 分，HAMD 由 10 分降至 8 分。治疗 1 个月后随访，患者头晕症状基本缓解，量表评估结果 HAMD 5 分、HAMA 4 分、PSQI 7 分，较治疗刚结束时进一步下降（图 4-1A）。

案例二

患者，男，37 岁，主因"反复胸前区不适、心情烦躁半年"入院。

患者半年前无明显诱因反复出现胸前区不适，表现为心前区憋闷感，伴气促、呼吸困难，无明显胸痛、心悸，无放射痛，伴心情烦躁，表现为紧张、恐惧、担心，无头晕、头痛，无恶心、呕吐，无视物模糊、复视，无言语不清、饮水呛咳，至笔者医院心内科住院治疗，行冠脉造影检查未见明显异常，出院后仍有反复胸前区不适、心情烦躁，伴腹胀、间断上腹部隐痛不适，以及左侧腰部疼痛不适。至多家医院就诊，诊断为焦虑症、心脏神经官能症，先后予以氟哌噻吨美利曲辛、度洛西汀、奥氮平、阿普唑仑等药物治疗，症状缓解不明显，遂进一步入院治疗。患者起病以来，精神欠佳，胃纳可，夜间睡眠差，大小便正常，近 3 个月体重减轻约 5kg。

既往有慢性浅表性胃炎、左肾结石、高脂血症病史。否认高血压、糖尿病、冠心病病史，否认肝炎、结核等传染病病史，否认手术、外伤、输血史，否认药物过敏史，预防接种史不详。吸烟 10 余年，约 20 支/天。家族史无特殊。

一般查体：生命体征平稳，心肺腹未见明显异常。专科查体：神清语利，对答切题，双侧瞳孔等大等圆（d=3mm），对光反射灵敏，双眼眼震（－），双侧鼻唇沟对称，伸舌居中，颈无抵抗，四肢肌力Ⅴ级，肌张力正常，双下肢病理征未引出，克氏征（－），感觉及共济运动检查未见明显异常，闭目难立征（－）。

辅助检查：血尿便常规、凝血功能、电解质、心肌酶、肝肾功能、血脂、空腹血糖、甲状腺功能、抗甲状腺过氧化物酶抗体、抗甲状腺球蛋白抗体、促甲状腺激素受体抗体、糖化血红蛋白均未见明显异常。胸片示右肺尖陈旧灶，余两肺纹理稍强，心膈未见明显异常。心电图示：①窦性心律；②ST-T 改变；③异常心电图。心脏彩超未见明显异常。肝胆胰脾及泌尿系彩超示肝右叶强回声灶，考虑钙化灶可能；胆囊壁隆起性病变，考虑胆囊息肉；余未见明显异常。PSQI 为 12 分，HAMA 为 15 分，HAMD 为 9 分，MMSE 正常。患者临床表现及检查结果支持焦虑症诊断。

患者就诊时服用度洛西汀 60mg qd，阿普唑仑 0.4mg qd，奥氮平 2.5mg qn。经伦理委员会批准及患者同意、TASS 评估后，我们同样对患者进行了 rTMS 治疗。首先测量 RMT，随后根据阈值大小调节刺激强度，并将"8"字形线圈放置于患者 RDLPFC，予以 1Hz 的 rTMS 刺激，每次治疗 25 分钟，共 1360 个脉冲，每天治疗 2 次，共治疗 5 天，具体见表 4-1。治疗结束后患者胸前区不适、心情烦躁症状较前改善，再次对患者进行量表评估，PSQI 由 12 分降至 11 分，HAMA 由 15 分降至 9 分，HAMD 由 9 分降至 7 分。治疗 1 个月后随访，患者上述症状有所反弹，但与 rTMS 治疗前比较仍有改善，行量表评估 HAMD 12 分、HAMA 16 分、PSQI 7 分（图 4-1B）。

表 4-1　案例一和案例二 rTMS 治疗方案

患者	刺激靶点	刺激强度	刺激频率（Hz）	串刺激时间（秒）	串间歇时间（秒）	每次治疗时间（分钟）	单次总脉冲数（个）	治疗次数
1	RDLPFC	100%RMT	1	10	1	25	1360	10
2	RDLPFC	100%RMT	1	10	1	25	1360	10

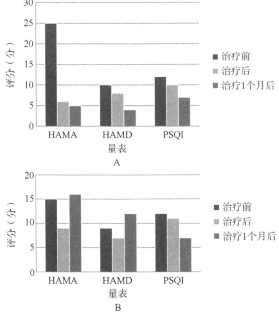

图 4-1　案例一（A）、案例二（B）HAMA、HAMD 及 PSQI 量表评分

【讨论】

（一）焦虑症及其发病机制

焦虑症是一种以长期持续担心为核心症状的精神障碍，多伴有非特异性的心理和躯体症状。本病的病程至少 6 个月，表现为坐立不安、紧张或烦躁、易疲劳、

注意力集中困难、易激惹、肌肉紧张、睡眠紊乱等，部分患者伴随相关的躯体症状。焦虑症在综合性医院尤为常见，患者主要表现为躯体症状，如头痛头晕、消化道及心血管系统症状等。HAMA 是焦虑症常用筛查量表。

焦虑症的发病机制目前仍不明确，有神经递质假说、神经内分泌功能紊乱假说和免疫学说。焦虑症患者的功能神经影像学研究表明，大脑边缘系统（如杏仁核）的激活增加，前额叶皮质激活减少，其中前额叶皮质被认为是处理和回应与情绪有关的正面和负面信息的关键结构。还有证据表明，焦虑症患者这些区域之间的功能连接减弱。此外，有数据显示，有效治疗可修复焦虑症患者上述大脑功能异常。有学者提出"半球偏侧化假说"，认为左右前额叶皮质在情绪处理中的作用有所不同，RDLPFC 主要参与焦虑担心的负性消极情绪的处理，而 LDLPFC 则参与愉悦等积极情绪的处理。也就是说，抑郁症与左前额叶皮质的激活减少有关，而焦虑症与右前额叶皮质功能增强有关。

（二）焦虑症治疗进展

目前焦虑症的治疗方法包括认知行为疗法、药物治疗及两者联合。其中，药物治疗包括选择性 5-羟色胺再摄取抑制剂（selective serotonin reuptake inhibitor，SSRI）或去甲肾上腺素再摄取抑制剂（serotonin and noradrenaline reuptake inhibitor，SNRI）。认知行为疗法及药物治疗的治疗应答率为 30%～50%，对于认知行为疗法及药物治疗效果不佳的患者，如何进行下一步治疗，目前尚无明确的方案。TMS 是一种基于电磁感应原理，透过头皮和颅骨刺激局部大脑皮质神经元的非侵入性方法。通过调节 TMS 的参数增强或降低皮质兴奋性，从而改变大脑网络连接状态（表 4-2）。TMS 已被 FDA 批准用于抑郁症、强迫症等精神疾病的治疗。Bystritsky 早在 2008 年就进行了关于 rTMS 治疗焦虑症的研究，发现 1Hz rTMS 刺激 RDLPFC 对焦虑症有治疗作用。Diefenbach 等发现在伴和不伴焦虑的抑郁症患者中，予以 10Hz LDLPFC 的 rTMS 治疗后，患者的抑郁和焦虑症状均显著改善。《2014 加拿大临床实践指南焦虑障碍、创伤后应激障碍与强迫性障碍的管理》提出，rTMS 可作为焦虑症的一种生物疗法，可单独或联合 SSRI 类药物治疗焦虑症。

rTMS 治疗焦虑症的可能机制为：通过电磁作用调节局部脑区的兴奋，并对大脑皮质与其他深部大脑区域之间存在的复杂的连通性产生效应；促进 5-羟色胺、脑源性神经营养因子、γ-氨基丁酸等神经递质的释放，从而调整大脑的活动；rTMS 可影响前额叶、颞叶皮质及杏仁核、基底节等深部核团，调节脑区间异常的网络连接。目前研究认为减少 RDLPFC 激活对焦虑症的治疗有重要作用，原因是 RDLPFC 在焦虑时过度活跃，因此采用右脑低强度刺激来抑制神经元的过度兴奋。

表 4-2 rTMS 治疗焦虑症的临床研究

作者及发表年份	病种	研究方法	刺激靶点	刺激频率（Hz）	刺激强度（%）	脉冲总数（个）	治疗次数	治疗结果	治疗持续效应
Zhang T 等，2019 年	焦虑障碍	RCT	LDLPFC	10	120	2400	10	各年龄组患者治疗后的临床症状均明显改善，HAMD 和 HAMA 评分较治疗前下降	无
Diefenbach GJ 等，2016 年	广泛性焦虑	RCT	RDLPFC	1	90	900	30	治疗组的应答率及症状缓解率明显高于对照组	有
Dilkov D 等，2017 年	广泛性焦虑	RCT	RDLPFC	20	110	3600	25	治疗组的临床症状较对照组明显改善，治疗组的 HAMA 评分较对照组显著降低	有
Lu R 等，2018 年	广泛性焦虑	开放性研究	LDLPFC+RDLPFC	1	80	750	10	患者治疗后 HAMA 评分较治疗前显著降低	有
Mantovani A 等，2013 年	伴严重抑郁的惊恐障碍	阶段一：4 周 RCT；阶段二：4 周开放性研究	RDLPFC	1	110	1800	阶段一：20；阶段二：20	治疗组的临床症状较对照组明显改善，HAMD 评分较对照组显著下降	有
Prasko J 等，2007 年	惊恐障碍或惊恐障碍伴恐惧症	RCT	RDLPFC	1	110	1800	10	治疗组及对照组的症状均改善，但两组间疗效比较无统计学差异	无
Mantovani A 等，2007 年	伴严重抑郁的惊恐障碍	开放性研究	RDLPFC	1	100	1200	10	患者治疗后 HAMA 评分较治疗前显著降低	有

（三）焦虑症治疗方案选择及有效性探讨

本部分报道了两例应用低频 rTMS 治疗焦虑症的病例。目前 rTMS 治疗焦虑症的方案主要为以下几种：高频（10Hz）刺激 LDLPFC、低频（1Hz）刺激 RDLPFC，高频（20Hz）刺激 RDLPFC，或右侧低频（1Hz）及左侧高频（10Hz）联合刺激 DLPFC。HAMA 是评估 rTMS 焦虑症治疗效果最常用的量表，其次是贝克焦虑量表和状态-特质焦虑量表。

案例一患者病程较长，先后服用了多种 SSRI 类、SNRI 类、苯二氮䓬类、三环类药物，治疗效果均不佳，属于药物治疗效果不佳的耐药性焦虑症患者。在接受 rTMS 治疗后其症状明显改善，HAMA 量表评分下降达 70%；而在治疗 1 个月后随访时，患者 HAMA 量表评分仍在进一步下降。上述结果提示 rTMS 治疗对药物治疗效果不佳的焦虑症患者可能具有显著且持久的疗效。有文献报道，耐药性焦虑症患者接受 TMS 治疗可以改善症状，且 TMS 具有持续反应的有效性。

案例二患者病程较短，服用过 SSRI 类及苯二氮䓬类药物，应用 rTMS 治疗后 HAMA 评分下降接近 50%，但 1 个月后随访时，患者 HAMA 评分又接近 rTMS 治疗前水平，仅见短期疗效。同样为焦虑症患者，应用同样的 rTMS 治疗方案，为什么效果会有明显差别呢？结合文献，考虑可能有以下几方面的原因：①虽然两例患者均为焦虑症，但临床表现有一定差异。案例二以惊恐发作为主要表现，目前有关 rTMS 治疗惊恐发作的研究结论不一。Mantovani 等报道，每天 1Hz rTMS 刺激 RDLPFC，2 周后惊恐症状可有显著且持续的改善。而 Prasko 等对 5-羟色胺再摄取抑制剂治疗的有抵抗的惊恐发作患者进行研究发现，1Hz rTMS 刺激 RDLPFC，患者症状未见明显改善。因此，有学者提出 DLPFC 可能并非惊恐发作症状治疗的唯一靶点。②从治疗疗程来看，有研究结果显示大多数接受了 25 次 rTMS 治疗的患者，临床上焦虑症状明显减轻；而另一项研究比较了治疗前和治疗后的评估量表发现，在 30 次 rTMS 治疗后才观察到焦虑症状患者的症状减轻。案例二仅进行了 10 次 rTMS 治疗，可能是疗程不足对效果产生影响。

综上所述，焦虑症发病机制尚不明确，且目前的治疗方法对部分患者效果不佳，有待探索更为有效的治疗方法。TMS 作为一种无创神经调控手段，既可作为研究焦虑症神经网络机制的工具，又可作为有效的治疗方法，具有很大研究前景。

【专家点评】

以躯体症状（如头晕、心慌、慢性咳嗽、腹痛、腹泻等）或者躯体形式障碍为主要表现的焦虑症患者占门诊患者的 30%，各个专科门诊均存在此类患者。由于查不到相应的病理改变，大量患者在综合医院反复求医，且大部分患者不愿意接受抗焦虑治疗，rTMS 治疗对这类患者无疑是一个较好的选择。本章案例中焦虑症的治疗涉及左右两侧两个靶点，起效的时间也不一样，今后如何选择靶点、刺激强度及频率是治疗有效的关键。

（王　倩　郭　毅）

参 考 文 献

Assaf M, Rabany L, Zertuche L, et al. 2018. Neural functional architecture and modulation during decision making under uncertainty in individuals with generalized anxiety disorder. Brain and Behavior, 8（8）: e01015

Bystritsky A, Kaplan JT, Feusner JD, et al. 2008. A preliminary study of fMRI-guided rTMS in the treatment of generalized anxiety disorder. Clin Psychiatry, 69（7）: 1092-1098

Concerto C, Lanza G, Cantone M, et al. 2015. Repetitive transcranial magnetic stimulation in patients with drug-resistant major depression: a six-month clinical follow-up study. Int J Psychiatry Clin Pract, 19（4）: 252-258

Diefenbach GJ, Bragdon LB, Goethe JW. 2013. Treating anxious depression using repetitive transcranial magnetic stimulation. J Affect Disord, 151（1）: 365-368

Diefenbach GJ, Bragdon LB, Zertuche L, et al. 2016. Repetitive transcranial magnetic stimulation for generalised anxiety disorder: a pilot randomized, double-blind, sham-controlled trial. Br J Psychiatry, 209（3）: 222-228

Dilkov D, Hawken ER, Kaludiev E, et al. 2017. Repetitive transcranial magnetic stimulation of the right dorsal lateral prefrontal cortex in the treatment of generalized anxiety disorder: a randomized, double-blind sham controlled clinical trial. Prog Neuro-Psychopharmacol Biol Psychiatry, 78: 61-65

Fonzo GA, Etkin A. 2017. Affective neuroimaging in generalized anxiety disorder: an integrated review. Dialogues Clin Neurosci, 19（2）: 169-179

Guilloux JP, David DJ, Xia L, et al. 2011. Characterization of 5-HT（1A/1B）$^{-/-}$mice: an animal model sensitive to anxiolytic treatments. Neuropharmacology, 61（3）: 477-488

Katzman M, Blean P, Blier P, et al. 2014. Canadian clinical practice guidelines for the management of anxiety, posttraumatic stress and obsessive-compulsive disorders. BMC Psychiatry, 14（1）: S1-S83

Lu R, Zhang C, Liu Y, et al. 2018. The effect of bilateral low-frequency rTMS over dorsolateral prefrontal cortex on serum brain-derived neurotropic factor and serotonin in patients with generalized anxiety disorder. Neurosci Lett, 684: 67-71

Mantovani A, Aly M, Dagan Y, et al. 2013. Randomized sham controlled trial of repetitive transcranial magnetic stimulation to the dorsolateral prefrontal cortex for the treatment of panic disorder with comorbid major depression. J Affect Disord, 144（1-2）: 153-159

Mantovani A, Lisanby SH, Pieraccini F, et al. 2007. Repetitive transcranial magnetic stimulation(rTMS)in the treatment of panic disorder（PD）with comorbid major depression. J Affect Disord, 102（1-3）: 277-280

Owashi T, Otsubo T, Oshima A, et al. 2008. Longitudinal neuroendocrine changes assessed by dexamethasone/CRH and growth-hormone releasing hormonetests in psychotic depression. Psychoneuroendocrinology, 33（2）: 152-161

Prasko J, Zalesky R, Bares M, et al. 2007. The effect of repetitive transcranial magnetic stimulation（rTMS）add on serotonin reuptake inhibitors in patients with panic disorder: a randomized, double blind sham controlled study. Neuro Endocrinol Lett, 28（1）: 33-38

Rickels K, Rynn M, Iyengar M, et al. 2006. Remission of generalized anxiety disorder: a review of the paroxetine clinical trials database. Clin Psychiatry, 67（1）: 41-47

Stein MB, Sareen J. 2015. CLINICAL PRACTICE. Generalized anxiety disorder. N Engl J Med, 373（21）: 2059-2068

Zhang T, Zhu J, Xu L, et al. 2019. Add-on rTMS for the acute treatment of depressive symptoms is probably more effective in adolescents than in adults: evidence from real-world clinical practice. Brain Stimul, 12（1）: 103-109

第五章　经颅磁刺激对躯体形式障碍的治疗作用

【案例】

案例一

患者，男，34岁，主因"头晕、头痛、乏力伴紧张1年"就诊。

患者1年前遭遇工作变动，生活压力骤增，出现阵发性头晕，表现为昏沉感，持续时间较长；同时伴有头痛，表现为头部紧箍感，位置不固定，时有双侧太阳穴部位搏动样头痛；自觉全身乏力，精力不足，工作上力不从心，无法集中精神，自觉"脑子不够用"，伴有睡眠欠佳，有入睡困难、易醒等，上述症状在情绪紧张及休息欠佳时明显。同时伴有阵发性恐惧感，表现为对日常生活和工作中的各种事情莫名担心、焦虑，总感觉有不好的事情发生。否认情绪低落、哭泣，否认兴趣丧失，否认自杀、自伤倾向。因头晕、头痛症状反复发作，担心自己患有严重疾病，诉害怕"患脑肿瘤"，曾多次于外院就诊，行颅脑CT、颅脑MRI扫描检查，检查结果均未见明显异常；于笔者医院门诊就诊，诊断为"神经症"，建议患者服用药物治疗，患者因担心药物不良反应而拒绝，当时未做进一步处理。就诊10天前患者因头晕、头痛、恐惧感发作次数增多，再次就诊。自起病以来，患者睡眠、精神欠佳，食欲可，体重增减不详。

患者既往身体素质尚可，否认高血压、糖尿病、高血脂、冠心病病史；否认乙型肝炎、梅毒、艾滋病等传染病病史；否认手术、外伤、输血史；否认食物、药物过敏史。患者为程序员，工作繁忙，已婚，育有一2岁女儿，夫妻关系和睦，平时性格较开朗。

一般查体：生命体征平稳，心肺腹未见明显异常。专科查体：神清语利，对答切题，双侧瞳孔等大等圆（d=3mm），对光反射灵敏，双侧眼球各方向活动良好，双眼眼震（–），双侧鼻唇沟等深，伸舌居中，颈无抵抗，四肢肌力Ⅴ级，肌张力正常，四肢腱反射对称引出，双下肢病理征未引出，克氏征（–），粗侧深浅感觉检查正常，双侧指鼻试验及跟膝胫试验稳准，闭目难立征（–）。

辅助检查：行心理量表评估，主观评价量表10分，HAMD为7分，HAMA

为 4 分，综合医院躯体形式障碍筛查量表（Neuro-11）为 16 分。

因患者担心药物不良反应，拒绝药物治疗，因此推荐 TMS 治疗。经伦理委员会批准、患者同意及 TASS 评估后，我们对该患者进行了 rTMS 治疗。首先测量 RMT，随后根据阈值大小调节刺激强度，并将锥形线圈放置于患者 RDLPFC，予以低频 rTMS 刺激，每次治疗 25 分钟，共 1360 个脉冲，每天治疗 1 次（表 5-1）。经过 1 次治疗后，患者自觉症状开始好转，随后按患者需求增至每天治疗 2 次，经过为期 10 天的 19 次治疗后，患者自诉恐惧感发作次数明显减少，头痛、头晕、乏力症状完全消失，主观评价量表由 10 分降至 1 分（图 5-1A），HAMA 由 4 分降至 3 分，HAMD 由 7 分降至 6 分，Neuro-11 由 16 分降至 5 分（图 5-2A 及图 5-3）。整个治疗过程中患者未诉头痛、头晕、耳鸣、抽搐等不良反应。

案例二

患者，女，40 岁，主因"头晕、心慌、乏力伴呼吸困难 1 年，加重 1 个月"就诊。

患者 1 年前因孩子教育问题，生活压力骤增，出现阵发性头晕，同时伴有心慌，表现为阵发性心跳加速，恐慌时加重；自觉注意力难以集中，睡眠欠佳，有入睡困难、易醒等，上述症状在情绪紧张及休息欠佳时明显。同时伴有阵发性恐惧、焦虑感，表现为日常生活中过于担心意外的发生。否认情绪低落、哭泣，否认兴趣丧失，否认自杀、自伤倾向。患者被诊断为"神经症"，予以氟哌噻吨美利曲辛（黛力新）+阿普唑仑药物治疗及 TMS 物理治疗（20 次），治疗后症状明显好转。1 个月前，患者在医生指导下停药后，出现食欲下降、恶心症状，伴睡眠质量下降，表现为易醒、睡眠时长变短，后因食欲下降、恶心症状反复发作，患者担心自己患有严重疾病，多次就诊于笔者医院，行动态心电图、胃镜等检查，均未见明显异常，收入神经内科。自起病以来，患者睡眠、精神欠佳，食欲可，体重增减不详。

患者既往身体素质尚可，否认高血压、糖尿病、高血脂、冠心病病史；否认乙型肝炎、梅毒、艾滋病等传染病病史；否认手术、外伤、输血史；否认食物、药物过敏史。患者为文员，工作繁忙，已婚，育有一 10 岁女儿，夫妻关系和睦，平时性格较开朗。

一般查体：生命体征平稳，心肺腹未见明显异常。专科查体：神清语利，对答切题，双侧瞳孔等大等圆（d=3mm），对光反射灵敏，双侧眼球各方向活动良好，双眼眼震（－），双侧鼻唇沟等深，伸舌居中，颈无抵抗，四肢肌力 V 级，肌张力正常，四肢腱反射对称引出，双下肢病理征未引出，克氏征（－），粗侧深浅感觉检查正常，双侧指鼻试验及跟膝胫试验稳准，闭目难立征（－）。

辅助检查：行心理量表评估，主观评价量表 9 分，HAMD 为 17 分，HAMA 为 11 分，Neuro-11 为 15 分。

因患者担心药物不良反应，希望停止药物治疗，因此推荐 TMS 治疗。经伦理委员会批准、患者同意及 TASS 评估后，我们对该患者进行了 rTMS 治疗。首先测量 RMT，随后根据阈值大小调节刺激强度，并将锥形线圈放置于患者 RDLPFC，予以低频 rTMS 刺激，每次治疗 25 分钟，共 1360 个脉冲，每天治疗 1 次（表 5-1）。经 4 次治疗后，患者自觉症状未明显好转，随后更改方案为在 LDLPFC 予以高频 rTMS 刺激，每次治疗 25 分钟，共 1500 个脉冲（表 5-1）。经过为期 5 天的 8 次治疗后，患者仍自觉症状未明显好转。患者主观评价量表为 8 分（图 5-1B），HAMD 为 15 分，HAMA 为 10 分，Neuro-11 为 12 分（图 5-2B）。整个治疗过程中患者未诉头痛、头晕、耳鸣、抽搐等不良反应。

表 5-1　案例一和案例二 rTMS 治疗方案

患者	刺激靶点	刺激强度	频率（Hz）	串刺激时间（秒）	串间隔时间（秒）	每次治疗时间（分钟）	单次总脉冲数（个）	治疗次数
1	RDLPFC	100%RMT	1	10	1	25	1360	19
2	RDLPFC	100%RMT	1	10	1	25	1360	4
2	LDLPFC	100%RMT	10	10	9	25	1500	8

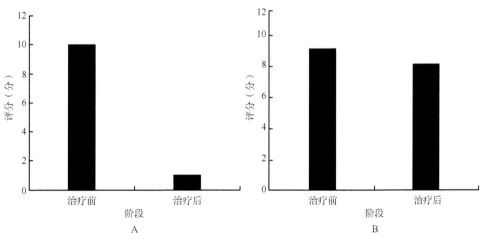

图 5-1　主观评价量表

基线值为 10 分，0 分为完全恢复正常，分数下降越多表示恢复程度越大；

A. 案例一；B. 案例二

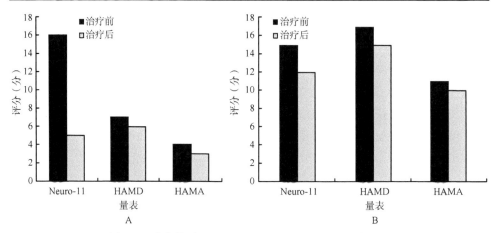

图 5-2 治疗前后 Neuro-11、HAMD、HAMA 评分比较

A. 案例一治疗前后 Neuro-11 有显著下降，HAMD、HAMA 评分稍下降；B. 案例二治疗前后 Neuro-11、HAMD、HAMA 评分无明显下降

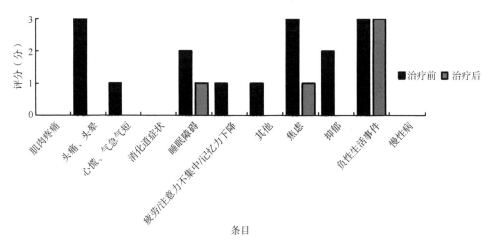

图 5-3 案例一 Neuro-11 各具体条目治疗前后比较

【讨论】

（一）躯体形式障碍及其发病机制

躯体形式障碍是一种以持久地担心或相信各种躯体症状的优势观念为特征的一大类精神障碍，常伴有焦虑、抑郁情绪，其症状的发生和持续与不愉快的生活事件、困难或冲突密切相关，在基层医疗人群中其年患病率达 5.9%。虽然躯体形式障碍属于精神疾病范畴，但由于患者常表现为突出的躯体症状、病耻感及缺乏相关知识，24.8%~56.4%的患者会选择去综合医院就诊，而仅 9.6%的患者选择去精神专科医院。

　　躯体症状是躯体形式障碍最突出的临床表现。患者所表现出的躯体症状是机体对心理压力或精神障碍的反映，这种躯体症状和精神疾病的关系被称为"躯体化"（somatization）。许多研究亦证实，躯体症状是精神障碍的主要表现之一，相比无躯体症状的患者，有躯体症状的患者患精神障碍的可能性是其2倍。

　　器质性疾病、工作环境压力大、负性生活事件是躯体形式障碍重要的加重因素。其中，负性生活事件是较公认的与精神障碍密切相关的因素之一。遭遇负性生活事件的个体更容易罹患精神疾病，且其焦虑、抑郁及躯体化症状更严重。当人体遭受到负性生活事件打击后，会引起慢性或者急性应激反应，影响神经递质（如5-羟色胺等）的分泌及传输，使神经环路功能紊乱，最终产生一系列躯体或者情绪相关症状。

　　近年来，随着脑电图及功能磁共振分析的发展，越来越多的研究证实躯体形式障碍患者存在脑网络改变。一项运用定量脑电图分析的研究对比了躯体形式障碍患者、抑郁症患者及健康对照组的21导脑电图，发现与抑郁症、健康对照相比，躯体形式障碍患者的左侧额颞叶及顶叶区内的脑电图θ频段相干性均有所下降。一般认为顶叶为躯体感觉的整合区域，顶叶区内的相干性下降可能与躯体形式障碍感觉信息特征的错误加工相关，从而导致认知的扭曲及躯体感觉的放大。另一项研究则关注了躯体形式障碍患者基于功能磁共振的功能连接变化，发现其感觉运动网络、默认模式网络及警觉网络的功能连接较正常对照升高，因此推测功能连接异常可能导致注意缺陷，从而引起对外周刺激的错误认知，以及与外周刺激相互作用的躯体功能调节受损。

（二）躯体形式障碍治疗进展

　　躯体形式障碍的治疗可分为药物治疗和非药物治疗。临床上常用药物为抗抑郁药，但循证医学证据较少，而对于以疼痛为主要表现的躯体形式障碍如纤维肌痛症，除抗抑郁药物之外，还可选用普瑞巴林、加巴喷丁等。

　　目前临床试验集中于研究非药物治疗，如认知行为疗法（CBT）及电休克疗法（ECT）等。有研究发现，CBT可显著改善躯体形式障碍患者的焦虑、抑郁、功能受损、适应认知及躯体警觉等症状，其中焦虑情绪的改善程度较单纯药物治疗高50%，且疗效至少长达3个月。另一项研究将CBT与情感调节训练联合，发现较传统CBT，CBT联合情感调节训练对合并有心理障碍的躯体形式障碍患者的疗效更好。

　　ECT是一种非侵入性神经刺激治疗，在全身麻醉下用电流直接刺激患者头皮引发一阵可控、短暂的全身发作性抽搐。一项纳入28名受试者的研究采用单侧ECT和双侧额叶ECT进行治疗，结果显示受试者神经躯体症状、疼痛、心脏及呼吸系统症状、消化道症状均有所改善，其疗效机制可能与ECT可影响神经内分泌、神经免疫以及提高脑源性营养因子水平等有关，且动物模型研究发现电击抽搐后可观察到海马的神经发生与突触塑性较前增强。

基于躯体形式障碍患者的脑连接异常，TMS 作为一种无创神经调控技术，可能通过调节刺激靶点以及远隔部位的脑连接来改善躯体症状。目前，国外较少运用 TMS 治疗躯体形式障碍，但国内已有较多研究尝试 TMS 联合药物治疗躯体形式障碍（表 5-2）。有研究发现，RDLPFC 低频（1Hz）刺激可有效改善躯体形式障碍患者的焦虑、抑郁症状，改善率分别达到 75% 和 100%，LDLPFC 高频（10Hz）刺激与 RDLPFC 低频（1Hz）刺激的双侧额叶刺激方案联合度洛西汀较单用度洛西汀治疗有效率更高，这可能与 TMS 可调节 5-HT 水平、发挥抗抑郁作用有关。

（三）躯体形式障碍治疗方案选择及有效性探讨

本部分介绍了以 RDLPFC 为靶点的低频 rTMS 治疗躯体形式障碍的案例。在两个案例中，两例患者均有明显的负性生活事件（工作变动、孩子教育问题），持续存在头晕、头痛、心慌、恶心、食欲下降等躯体化表现，并且反复担心自己患有重病而至医疗机构进行检查，即使检查结果正常仍不能停止担心、紧张的情绪，是典型的躯体形式障碍案例。在案例一的 HAMA 和 HAMD 中，可见患者在以情感症状为主的焦虑、抑郁条目得分并不高，但 Neuro-11 得分则明显上升，Neuro-11 记录了患者的负性生活事件刺激、躯体症状及紧张情绪，提示该量表对综合医院中躯体形式障碍筛查的敏感性较高。

在治疗方案选择上，基于躯体形式障碍患者的感觉运动网络、默认模式网络及警觉网络等异常连接增高，且一般认为额叶背外侧为情感、认知及注意等功能的重要区域，额顶网络异常引起的感觉认知功能的受损可能是躯体形式障碍患者的脑网络异常特征，因此治疗方案选择低频刺激 DLPFC 治疗以调节异常节点和脑网络之间的连接。此外，两例患者的焦虑情绪较突出，有研究发现应用 rTMS 治疗抑郁症时采用低频（1Hz）刺激 RDLPFC，患者焦虑症状也同时得到改善，因此两则案例中优先采用了低频刺激 RDLPFC。而高频（10Hz）刺激 LDLPFC 对抑郁症状具有确切疗效，亦作为可考虑的治疗方案，其机制为 rTMS 除直接影响前额叶皮质功能外，还可间接作用于负性情绪相关神经环路中的皮质下结构，如扣带回前部、海马、丘脑等，使该环路对情感（情绪）的调节作用逐渐趋于平衡；rTMS 可促进纹状体及边缘系统多巴胺释放，增加血清脑源性神经生长因子表达，激活下丘脑突触后膜 5-HT$_1$A 受体，降低海马 β_1 和 β_2 肾上腺素受体表达。

在疗效评估方面，案例一在治疗 1 次后，主观症状明显好转，而在治疗 19 次后 Neuro-11 评分显著下降，其量表条目得分治疗前后变化表明患者头晕头痛、心脏呼吸症状、睡眠障碍、疲劳等躯体症状明显改善，且负性情绪也得到了

表 5-2 rTMS 治疗躯体形式障碍的临床研究

作者及发表年份	病种	刺激靶点	病例数	治疗参数	脉冲数/线圈	不良反应	研究方法	结果
王瑛等, 2014 年	躯体形式障碍	RDLPFC	对照组(单用抗抑郁药物)12 例, 研究组(抗抑郁药物联合 rTMS)12 例	3Hz rTMS, 110%MT 40 分钟	3000 个/未提及	无	未提及	度洛西汀单用或联合 rTMS 均可明显缓解焦虑和抑郁症状, 第 2 周 rTMS 组 HAMA 评分明显低于对照组, 提示联合 rTMS 对躯体形式障碍早期疗效更好
陈星等, 2019 年	躯体形式障碍	双侧 DLPFC	对照组(单用度洛西汀)23 例, 研究组(度洛西汀联合 rTMS)22 例	LDLPFC: 5～10Hz rTMS,110%MT 15 分钟 RDLPFC: 1Hz rTMS, 110%MT 15 分钟	左侧: 1150 个, 右侧: 1750 个, 未提及	1 例患者出现轻微头痛, 自行缓解	开放标签	第 3、4 周研究组 HAMD-17 评分明显低于对照组, 显效率高于对照组, 联合 rTMS 治疗起效更快, 疗效更好, 不良反应类似
沈东等, 2018 年	躯体形式障碍	未提及	对照组(抗抑郁药物合伪刺激)48 例, 研究组(抗抑郁药物联合 rTMS)52 例	4mHz, 500GS, 30 分钟	1 个天, 持续 4 周/周末提及	较对照组更易出现头晕等症状	随机对照 双盲	研究组在治疗第 1、2 周末 HAMA、HAMD、躯体症状自评量表评分均低于对照组, 提示度洛西汀两周末无差异, TMS 治疗躯体形式障碍起效更快, 但其长期疗效与单用度洛西汀相当, 且更容易出现头晕等不良反应
李柄佑等, 2018 年	持续性躯体形式式疼痛障碍	双侧 DLPFC	对照组(单用舍曲林)19 例, 研究组(舍曲林联合 rTMS)18 例	LDLPFC: 5～10Hz rTMS, 90%MT 18 分钟 RDLPFC: 1Hz rTMS, 90%MT 55 分钟	左侧: 660 个, 右侧: 1300 个 "8"字形线圈	未提及	随机对照	舍曲林联合 rTMS 对持续性躯体形式障碍患者的疼痛症状、不良情绪缓解程度优于单用舍曲林

作者及发表年份	病种	刺激靶点	病例数	治疗参数	总脉冲数/线圈	不良反应	研究方法	结果
薛爱兰等, 2015年	躯体形式障碍	LDLPFC	对照组（单用文拉法辛）45例，研究组联合rTMS）45例	10Hz rTMS，110% MT 20分钟	1600个/MCF-B65线圈	研究组不良反应率低于对照组	随机对照	研究组患者治疗第2周和第4周后HAMA、HAMD评分低于对照组，总体有效率高于对照组，不良反应率低于对照组
薛芬等, 2012年	躯体形式障碍	双侧DLPFC	对照组（单用帕罗西汀）25例，研究组（帕罗西汀联合rTMS）25例	LDLPFC:10HzrTMS, 110%MT 15分钟, RDLPFC:1HzrTMS, 110%MT 15分钟	左侧：1150个，右侧：1750个"8"字形线圈	两组不良反应率无差异	随机对照	两组显效率无差异，治疗第2周末和第3周末对照组、HAMD评分低于对照组，提示rTMS联合帕罗西汀疗效优于单纯使用帕罗西汀，不良反应相似，而且起效更快
余策等, 2017年	持续性躯体形式疼痛障碍	双侧DLPFC	对照组（单用西酞普兰）29例，研究组（西酞普兰联合rTMS）28例	未提及	共30次治疗"8"字形线圈	未提及	随机对照	两组间治疗第2周末及第4周末疼痛量表总分及疼痛产生的影响、疼痛影响天数、严重度四个因子有差异，在第6周末无差异，提示联合治疗早期疗效优于单一用药，可较快改善疼痛症状
赵淑芝等, 2014年	持续性躯体形式疼痛障碍	LDLPFC	对照组（单用度洛西汀）28例，研究组（度洛西汀联合rTMS）28例	10Hz rTMS，110%MT 15分钟	1150个/未提及	两组不良反应率无差异	随机对照	治疗第2、4、6周末研究组简易疼痛量表得分低于对照组，治疗第2周末研究组、HAMD评分低于对照组，提示rTMS联合度洛西汀疗效好、起效快

改善（图5-3），提示该案例中rTMS对躯体症状和情感症状均有治疗效果。但本案例也有不足之处，其疗效持续时间尚需进一步随诊确定，并且RDLPFC低频刺激对异常连接的作用也需要进行更深入的研究。而案例二中，患者在第一次就诊时进行的足疗程的rTMS治疗是有效的，而在停用药物后再次进行rTMS治疗则疗效不佳，无论是主观评价量表、HAMA、HAMD和Neuro-11评分均改善不明显。其可能原因如下：①长期服用药物及撤药反应对患者的脑内神经递质及功能产生影响；②脑网络个体差异，且此差异可能为个体与个体之间的差异，以及个体不同时间点的差异。因此运用脑连接技术来探索患者每个时间点的脑网络特征，进而寻求有效靶点，是今后TMS治疗个体化的关键。

【主编点评】

本章与第三章和第四章的内容有一部分重复，目的主要是呈现综合医院情感障碍的特点。过去，躯体形式障碍主要被诊断为神经衰弱，随着精神科学的发展，这一诊断被逐渐弱化，冠之以躯体形式障碍、适应障碍等新的诊断，但是临床医生往往不愿使用这些诊断，导致在该病的诊断上乱象丛生，同时也带来了治疗上的困难。躯体形式障碍是TMS治疗的主要适应证之一，本章的两个案例中，案例一拒绝服药，单纯rTMS治疗有效；案例二合用抗焦虑药有效，停用药物后复发，单纯用rTMS治疗无效。这两个案例提醒我们TMS治疗有个体差异，任何一种单一的治疗都有其局限性。案例二在不合并用药的情况下，患者的治疗疗程不够也是一个因素。

（曾思琳　郭　毅）

参 考 文 献

陈星，徐健. 2019. 重复经颅磁刺激对躯体形式障碍患者的临床疗效研究. 临床精神医学杂志，29（4）：264-266

王瑛，袁勇贵. 2014. 经颅磁刺激辅助治疗对躯体形式障碍患者焦虑抑郁的作用. 临床精神医学杂志，24（4）：249

曾思琳，黄璞，蔡智立，等. 2020. 综合医院躯体形式障碍筛查量表的编制和初步应用. 中国卒中杂志，15（5）：18-26

Ahn J，Han DH，Hong JS，et al. 2017. Features of resting-state EEG theta coherence in somatic symptom disorder compared to major depressive disorder：a pilot study. Psychosomatic medicine，2017，79（9）：982-987

Bonvanie IJ，Janssens KA，Rosmalen JG，et al. 2017. Life events and functional somatic symptoms：a population study in older adolescents. British Journal of Psychology，108（2）：318-333

Chen F，Madsen TM，Wegener G，et al. 2009. Repeated electroconvulsive seizures increase the total number of synapses in adult male rat hippocampus. European Neuropsychopharmacology，19（5）：329-338

Coplan JD，Fulton SL，ReineR W，et al. 2014. Elevated cerebrospinal fluid 5-hydroxyindoleacetic acid in macaques following early life stress and inverse association with hippocampal volume：preliminary implications for serotonin-related function in mood and anxiety disorders. Frontiers in Behavioral Neuroscience, 8: 440

Dohrenwend A, Skillings JL. 2009. Diagnosis-specific management of somatoform disorders: moving beyond "vague complaints of pain". The Journal of Pain, 10 (11): 1128-1137

Feder A, Olfson M, Gameroff M, et al. 2001. Medically unexplained symptoms in an urban general medicine practice. Psychosomatics, 42 (3): 261-268

Gle MY, Altintaş M, İnan L, et al. 2013. Effects of childhood trauma on somatization in major depressive disorder: the role of alexithymia. Journal of Affective Disorders, 146 (1): 137-141

Haller H, Cramer H, Lauche R, et al. 2015. Somatoform disorders and medically unexplained symptoms in primary care: a systematic review and meta-analysis of prevalence. Deutsches Ärzteblatt International, 112: 279

Halpin SJ, Ford AC. 2012. Prevalence of symptoms meeting criteria for irritable bowel syndrome in inflammatory bowel disease: systematic review and meta-analysis. American Journal of Gastroenterology, 107 (10): 1474-1482

Hellsten J, Wennstroèm M, Mohapel P, et al. 2002. Electroconvulsive seizures increase hippocampal neurogenesis after chronic corticosterone treatment. European Journal of Neuroscience, 16 (2): 283-290

Henningsen P. 2018. Management of somatic symptom disorder. Dialogues in Clinical neuroscience, 20 (1): 23-31

Herzig L, Mhlemann N, Burnand B, et al. 2012. Development of mental disorders one year after exposure to psychosocial stressors: a cohort study in primary care patients with a physical complaint. BMC Psychiatry, 12: 120

Hickie I, Davenport T, Wakefield D, et al. 2006. Post-infective and chronic fatigue syndromes precipitated by viral and non-viral pathogens: prospective cohort study. BMJ, 333 (7568): 575

Kaplan HI, Sadock BJ, Grebb JA. 1994. Kaplan and Sadock's synopsis of psychiatry: behavioral sciences, clinical psychiatry. Williams & Wilkins Co

Kimsm, Hong JS, Min KJ, et al. 2019. Brain functional connectivity in patients with somatic symptom disorder. Psychosomatic Medicine, 81 (3): 313-318

Kleinst Uber M, Allwang C, Bailer J, et al. 2019. Cognitive behaviour therapy complemented with emotion regulation training for patients with persistent physical symptoms: a randomised clinical trial. Psychotherapy and Psychosomatics, 88 (5): 287-299

Leong K, Tham JC, Scamvougeras A, et al. 2015. Electroconvulsive therapy treatment in patients with somatic symptom and related disorders. Neuropsychiatric Disease and Treatment, 11: 2565-2572

Lu Y, Nyunt MSZ, Gwee X, et al. 2012. Life event stress and chronic obstructive pulmonary disease (COPD): associations with mental well-being and quality of life in a population-based study. BMJ Open, 2 (6): e001674

Madge N, Hawton K, Mcmahon EM, et al. 2011. Psychological characteristics, stressful life events and deliberate self-harm: findings from the Child & Adolescent Self-harm in Europe (CASE) Study. European Child & Adolescent Psychiatry, 20 (10): 499-508

Mantovani A, Lisanby SH, Pieraccini F, et al. 2007. Repetitive transcranial magnetic stimulation(rTMS)in the treatment of panic disorder (PD) with comorbid major depression. Journal of Affective Disorders, 102 (1-3): 277-280

Mclaughlin KA, Conron KJ, Koenen KC, et al. 2010. Childhood adversity, adult stressful life events, and risk of past-year psychiatric disorder: a test of the stress sensitization hypothesis in a population-based sample of adults. Psychological Medicine, 40 (10): 1647

Momsen A, Nielsen CV, Nielsen M, et al. 2016. Work participation and health-related characteristics of sickness absence beneficiaries with multiple somatic symptoms. Public Health, 133: 75-82

Newby JM, Smith J, Uppal S, et al. 2018. Internet-based cognitive behavioral therapy versus psychoeducation control for illness anxiety disorder and somatic symptom disorder: a randomized controlled trial. Journal of Consulting and Clinical Psychology, 86 (1): 89

Rief W, Hennings A, Riemer S, et al. 2010. Psychobiological differences between depression and somatization. Journal of Psychosomatic Research，68（5）：495-502

Tschan R，Best C，Beutel ME，et al. 2011. Patients' psychological well-being and resilient coping protect from secondary somatoform vertigo and dizziness（SVD）1 year after vestibular disease. Journal of Neurology，258（1）：104-112

Yuds，Lee DT. 2012. Do medically unexplained somatic symptoms predict depression in older Chinese? International Journal of Geriatric Psychiatry，27（2）：119-126

Zhang W，Li X，Lin Y，et al. 2013. Pathways to psychiatric care in urban north China：a general hospital based study. International Journal of Mental Health Systems，7（1）：22

Zubareva O，Schwartz A，Khnychenko L，et al. 2015. Behavioral，hormonal，and neurotransmitter reactions to stress in adult rats with a history of high IL-1β content in the early postnatal ontogeny. Bulletin of Experimental Biology and Medicine，158（5）：607-610

第六章　经颅磁刺激对睡眠障碍的治疗作用

【案例】

案例一

患者，女，36 岁，主因"反复失眠 1 年余"入院。

患者 1 年多前于外院行人工流产手术后出现睡眠持续时间缩短，每日 3～4 小时，且易醒，醒后难入睡。之后患者睡眠持续时间逐渐缩短，最短每日睡眠 1～2 小时，一直发展至完全无法入睡，同时出现头晕、双侧头痛，呈麻痛感，持续时间不明，为间断发作，伴胸闷、心慌、全身乏力、腹部不适及手心发热，无发热、耳鸣、听力障碍、视物模糊、恶心及呕吐等不适。至当地医院就诊，予以"氟哌噻吨美利曲辛、阿普唑仑"治疗后症状稍改善，患者服用 1 周后自行停药；期间就诊于多家医院，曾相继服用中药、盐酸乙哌立松、盐酸曲唑酮等治疗，均未见明显好转，之后间断自行服用"氟哌噻吨美利曲辛、阿普唑仑"，症状大部分时间可有好转，偶无效。3 个月前患者头痛症状加重，呈持续性，性质大致同前，又至当地医院就诊，予以"氟哌噻吨美利曲辛 10.5mg qd、阿普唑仑 0.4mg qn"治疗，症状未见好转。遂至笔者医院门诊就诊，以"失眠、神经症"收入神经内科。患者平日胃纳差，睡眠如前述，大小便正常，体重近 6 个月减轻 3kg。

患者 7 年前曾于当地医院行剖宫产术；2017 年行颈后部肿物切除术（具体不详）；2019 年 5 月无明显原因出现双下肢水肿，为久坐后出现，平躺后缓解，曾于当地医院就诊，查尿酸提示升高，予以中药（具体不详）治疗后好转。否认高血压、糖尿病、高血脂、冠心病病史；否认乙型肝炎、梅毒、艾滋病等传染病病史；否认其余手术、外伤、输血史；否认食物、药物过敏史。患者为家庭主妇，平时性格较内向，易紧张。

一般查体：生命体征平稳，心肺腹未见明显异常。专科查体：神清语利，对答切题，双侧瞳孔等大等圆（d=3mm），对光反射灵敏，双侧眼球各方向活动良好，双眼眼震（－），双侧鼻唇沟等深，伸舌居中，颈无抵抗，四肢肌力Ⅴ级，肌张力正常，四肢腱反射对称引出，双下肢病理征未引出，克氏征（－），粗侧深浅感觉检查正常，双侧指鼻试验及跟膝胫试验稳准，闭目难立征（－）。

辅助检查：电解质，钾 3.32mmol/L；肝肾功能、血糖、血脂、血尿酸、C 反应蛋白、同型半胱氨酸，以及梅毒螺旋体抗体、人类免疫缺陷病毒抗体检测未见明显异常；胸片示心肺膈未见明显异常。心理及睡眠量表评估：HAMD 为 32 分，HAMA 为 27 分，PSQI 为 20 分。颅脑 MRI 示右侧额叶少许小缺血灶；颅脑平扫 MRA 未见异常。

患者住院期间，除继续给予"氟哌噻吨美利曲辛 10.5mg qd、阿普唑仑 0.4mg qn"药物治疗外，经患者同意及 TASS 评估后，予以 rTMS 治疗。首先测量 RMT，刺激强度为 100%RMT，并将锥形线圈放置于患者 RDLPFC，予以低频 rTMS 刺激，每次治疗 25 分钟，共 1360 个脉冲，具体参数见表 6-1。每天治疗 1 次，共治疗 14 次后患者失眠症状明显缓解，患者及家属主观评价为有效，主观评价量表由 10 分降至 3 分（图 6-1）。在治疗结束后和治疗 4 个月后对患者进行 HAMD 和 HAMA（图 6-2）、PSQI（图 6-3）评估，评分均有明显改善。其中，治疗结束后 HAMD 评分由 32 分降至 16 分，HAMA 评分由 27 分降至 13 分。患者在 rTMS 治疗后继续服用药物 1 个月后逐渐停用，治疗 4 个月后其 HAMD 评分降至 6 分，HAMA 评分降至 5 分，抑郁焦虑症状明显改善；PSQI 评分降至 9 分，治疗 4 个月后为 3 分，睡眠质量好。整个治疗过程中患者未诉头痛、头晕、耳鸣、抽搐等不良反应。

案例二

患者，女，45 岁，主因"反复失眠 6 月余"入院。

患者 6 个月前家庭变故后出现入睡困难，每日睡眠时间 3~5 小时，睡眠难以维持，多梦易醒，醒后再入睡时间大于 30 分钟，严重时整夜无眠。同时出现头晕、心慌，持续时间大于 10 分钟，呈间断发作，伴胸闷、全身乏力，偶有腹胀、腹泻。无发热、耳鸣、听力障碍、视物模糊、恶心、呕吐等不适。至当地医院就诊，诊断为"睡眠障碍"，予以"阿普唑仑"治疗后睡眠稍改善。之后患者服药不规律，期间曾至中医院就诊，以中药辅助治疗，未见明显好转。1 个月前患者出现双侧头痛，呈胀痛感，持续 30 分钟以上，睡眠时间减少时加重，其余症状同前。患者为求进一步诊治，至笔者医院门诊就诊，诊断为"睡眠障碍"，予以"氟哌噻吨美利曲辛 10.5mg qd、阿普唑仑 0.4mg qn"及 rTMS 治疗。患者平日胃纳差，睡眠如前述，大小便正常，体重近 6 个月增减不详。

患者既往患高血压 5 年，口服药物控制血压，自诉血压控制良好。否认糖尿病、高血脂、冠心病病史；否认乙型肝炎、梅毒、艾滋病等传染病病史；否认手术、外伤、输血史；否认药物及食物过敏史。患者为商场售货员，平时性格内向，生活中易反复思考过去的事情。

一般查体：生命体征平稳，心肺腹未见明显异常。专科查体：神清语利，对答切题，双侧瞳孔等大等圆（d=3mm），对光反射灵敏，双侧眼球各方向活动良好，双眼眼震（－），双侧鼻唇沟等深，伸舌居中，颈无抵抗，四肢肌力Ⅴ级，肌张力正常，四肢腱反射对称引出，双下肢病理征未引出，克氏征（－），粗侧深浅感觉检查正常，双侧指鼻试验及跟膝胫试验稳准，闭目难立征（－）。

辅助检查：颅脑 MRI 及 MRA 未见明显异常；胸片示心肺膈未见明显异常。心理及睡眠量表评估：HAMD 为 7 分，HAMA 为 7 分，PSQI 为 16 分。

除"氟哌噻吨美利曲辛 10.5mg qd、阿普唑仑 0.4mg qn"药物治疗外，经患者同意及 TASS 评估后予以 rTMS 治疗。首先测量其 RMT，刺激强度为 100%RMT，随后将锥形线圈放置于患者 RDLPFC，予以低频 rTMS 刺激，每次治疗 25 分钟，共 1360 个脉冲。每天治疗 1 次，共治疗 15 次后患者失眠症状未见明显缓解，后改为高频 rTMS 刺激，作用部位为 LDLPFC，每次治疗 25 分钟，共 1600 个脉冲，共治疗 15 次，患者仍诉未有明显好转。患者仍有进行物理治疗的意愿，后将方案调整为锥形线圈放置于患者右侧顶叶 P4 点，予以低频 rTMS 刺激，每次治疗 25 分钟，共 1360 个脉冲（表 6-1）。治疗第 7 次后，患者诉入睡时间缩短，睡眠质量明显改善。治疗 10 次后进行睡眠量表评估：主观评价量表由 9 分降至 3 分（图 6-1），HAMD 由 7 分降至 5 分，HAMA 由 7 分降至 4 分（图 6-2），PSQI 由 16 分降至 9 分（图 6-3）。整个治疗过程中患者未诉头痛、头晕、耳鸣、抽搐等不良反应。

表 6-1　案例一和案例二 rTMS 治疗方案

患者	刺激靶点	刺激强度	刺激频率（Hz）	串刺激时间（秒）	串间歇时间（秒）	每次治疗时间（分钟）	单次总脉冲数（个）	治疗次数
1	RDLPFC	100%RMT	1	10	1	25	1360	14
2	RDLPFC	100%RMT	1	10	1	25	1360	15
2	LDLPFC	100%RMT	10	10	10	25	1600	15
2	R-PPC	100%RMT	1	10	1	25	1360	10

注：R-PPC，右侧后顶叶皮质。

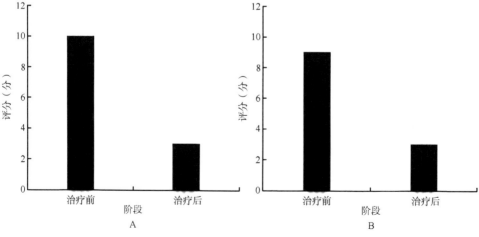

图 6-1　治疗前后主观评价量表评分

A. 案例一；B. 案例二

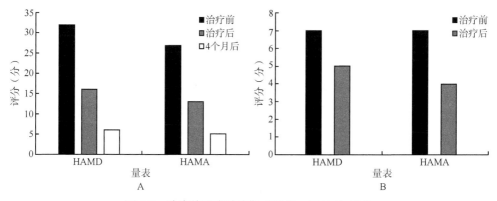

图 6-2 治疗前后或随访期 HAMD、HAMA 评分

A. 案例一；B. 案例二

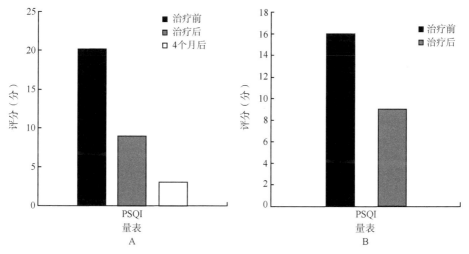

图 6-3 治疗前后或随访期 PSQI 评分

A. 案例一；B. 案例二

【讨论】

（一）睡眠障碍及其发病机制

睡眠障碍是一种常见且会对患者健康及生活质量造成严重后果的疾病。根据临床特点，睡眠障碍可分为失眠、生理节律睡眠障碍、睡眠呼吸相关障碍、睡眠增多/发作性睡病、异态睡眠及不宁腿综合征/周期性肢体抽搐障碍。失眠是最常见的睡眠障碍之一，其患病率约 10%，临床表现包括夜间症状（入睡困难、易醒、早醒）及日间症状（疲劳及精力减退、注意力受损、记忆力下降、情绪症状、学习及工作能力受损），其诊断标准为症状≥3 次/每周，持续时间≥3 个月。

失眠的病理生理机制包括脑功能的改变，行为、认知、情感及基因也会对失眠的发生与发展产生影响。这些因素可分为易感因素、加重因素及维持因素，如警觉性增高可作为易感因素使患者更易失眠，而应激生活事件则是加重因素，可触发睡眠障碍的急性发作。也有研究发现，生物节律基因如 PER3，神经递质相关基因如 SLC64A、GABRB3 与睡眠障碍有密切关系。和正常人相比，失眠患者的下丘脑-垂体-肾上腺轴具有更高活性，从而引起自主神经系统兴奋性增高，表现为静息心率升高、心率变异率及代谢率增高。基于 TMS 的皮质兴奋性指标在失眠患者中也会发生改变，研究发现其 RMT 较正常对照下降，提示皮质兴奋性升高，而脉冲间隔则逐渐下降，提示皮质内易化下降。脑代谢的改变可能也是失眠的病理机制之一，一项早期研究发现，失眠患者的脑网络代谢升高，其中包含警觉系统、情感调节系统和认知系统。近期研究也发现，失眠患者存在脑连接的改变，如前额-皮质下连接下降、前额-皮质下与岛叶之间的连接下降，右侧额顶叶网络的异常连接；此外，也有研究表明失眠患者的右侧顶叶存在低频振荡的波幅改变。

（二）睡眠障碍治疗进展

失眠的治疗包括药物治疗与非药物治疗。药物治疗包括经典的苯二氮䓬类药物如地西泮、阿普唑仑等，其可通过调节 γ-氨基丁酸（GABA）A 型受体复合物的构象起到治疗作用；另一大类药物则为非苯二氮䓬类药物如唑吡坦、佐匹克隆等，其可通过增加 GABA 介导的抑制作用促进睡眠。临床上其他常用于治疗失眠的药物，如抗抑郁焦虑药物、褪黑素受体激动剂、食欲肽拮抗剂、抗组胺剂等对改善睡眠亦有确切的疗效。非药物治疗中认知行为疗法被认为具有良好疗效，且有研究认为其疗效持续时间甚至比药物更长。

TMS 以其神经调控功能在失眠治疗中展现出巨大的潜能。失眠治疗的刺激靶点主要集中于 DLPFC、后顶叶皮质（PPC）、前额叶皮质（PFC）等（表 6-2）。有学者运用低频 TMS 刺激 RDLPFC 治疗失眠患者，发现其可显著改善 Ⅲ 期睡眠和快速眼动期（REM）睡眠周期。TMS 低频刺激左侧 PFC 联合针灸治疗可有效改善患者睡眠质量，降低 PSQI、失眠严重程度指数量表（ISI）评分。亦有研究尝试通过双侧 DLPFC 低频 TMS 治疗，增加脑源性神经营养因子（BDNF）和 GABA 的水平，并降低皮质兴奋性来改善失眠。一项以脑电图技术为基础的研究发现，基于默认网络的异常连接的增加，运用低频刺激右侧 PPC 以减低额叶-颞叶部位之间的连接，失眠患者的 PSQI、Epworth 嗜睡量表（ESS）、ISI 评分均有显著下降，且疗效至少可持续至治疗后 1 个月。亦有部分研究选择高频刺激用于治疗，但结果并不一致。高频刺激 LDLPFC 被发现可显著改善睡眠质量，且缓解了药物依赖患者的抑郁和焦虑状态，但也有研究发现同样的靶点高频刺激对抑郁症患者的睡眠障碍无明显改善。目前，关于 TMS 治疗失眠的方案尚无定论，探索失眠患者的皮质改变与脑网络特征将为 TMS 治疗失眠提供更多的靶点及治疗方案选择依据。近年来，TMS 联合脑电图（TMS-EEG）为研究睡眠障碍提供了新的途径，通过 TMS 刺激大脑，EEG 记录神经元表面电位，能够安全和无痛地评估睡眠及睡眠障碍中皮质功能，但由于刺激参数、部位和样本量的原因，结果尚不一致，需要进一步的大样本、多中心研究。同时样本的同质性、药物影响和意识状态也是需要考虑的因素。

表 6-2 rTMS 治疗睡眠障碍的临床研究

作者及发表年份	病种	刺激靶点	刺激频率/强度	脉冲数（个）/次数	不良反应	研究方法	结果
Arias 等，2010 年	帕金森病	颅顶	1Hz/90%MT	100/10	无	随机双盲对照	与伪刺激组比较，并未发现 rTMS 对帕金森病患者失眠症状的治疗作用
Jiang 等，2013 年	慢性原发性失眠	RDLPFC	1Hz/80%MT	1800/10	无	未提及	rTMS 治疗可显著改善Ⅲ期睡眠和 REM 睡眠周期（改善睡眠结构）
Sanchez 等，2015 年	失眠	RDLPFC	1Hz/未知	1000/10	无	未提及	rTMS 治疗可显著提高睡眠效率（增加总睡眠时间、减少入睡前等待的时间和睡眠中醒来的次数）
Jakub 等，2017 年	抑郁症	LDLPFC	10Hz/110%～120%MT	3000/20	无	随机入组	LDLPFC 的高频 rTMS 治疗对抑郁症患者睡眠质量没有强烈影响
Zhang 等，2018 年	失眠	左侧前额叶皮质	1Hz/100%MT	1200/12	未提及	随机入组	针灸配合 rTMS 可有效改善患者睡眠质量，降低 PSQI、ISI 评分
Huang 等，2018 年	失眠合并焦虑	右侧后顶叶皮质	1Hz/90%MT	1500/10	无	随机双盲	在合并性广泛性焦虑障碍和失眠患者中，低频 rTMS 对于焦虑和失眠症状均有效
Feng 等，2018 年	原发性失眠	L-RDLPFC	1Hz/80%MT	1500/10	无	随机双盲	通过双边 DLPFC 进行的低频 rTMS 可能通过增加脑中 BDNF 和 GABA 的水平，并降低皮质兴奋性来显著改善原发性失眠

（三）睡眠障碍治疗方案选择及有效性探讨

本章通过两则案例介绍了低频 rTMS 在药物疗效欠佳的失眠患者中的有效性及安全性。在两则案例中，两例患者均有明显的生活事件刺激史。案例一在经历人工流产手术后出现了睡眠障碍，案例二则是遭遇了家庭变故，且两例均随失眠症状的加重，出现了头晕、心慌胸闷等躯体症状。两则案例从发病机制上考虑为由应激性生活事件诱发的原发性失眠，且伴有以自主神经系统兴奋性增高引起的以躯体症状为主要表现的抑郁/焦虑症状。

治疗方案选择上，结合相关研究，失眠患者可能存在皮质兴奋性的异常增高，以及额叶及顶叶部位正常脑连接的下降。案例一选用额叶低频刺激以降低皮质兴奋性，结合患者抑郁焦虑情绪较明显，而 RDLPFC 低频刺激为指南推荐的抑郁症治疗方案，因此选择 RDLPFC 为刺激靶点进行低频刺激治疗，从而既可降低皮质兴奋性、调节额叶与其他远隔部位的异常脑连接，又可改善患者的负性情绪症状。而案例二起初也选择了与案例一同样的治疗方案，然而在经过足疗程的 RDLPFC 低频刺激和 LDLPFC 高频刺激治疗后，患者的睡眠质量无明显改善，结合文献报道刺激顶叶可降低默认网络的异常脑连接，最终选择了顶叶的低频刺激治疗。

治疗有效性上，案例一经过为期 2 周的 14 次治疗后，患者的睡眠及抑郁、焦虑情绪得到明显改善，且治疗后 4 个月进行随访时患者的症状有进一步改善，提示 rTMS 的疗效存在积累及延续效应。而案例二中，患者经过顶叶的低频刺激治疗后睡眠质量明显改善。这两则案例提示 rTMS 在失眠治疗中，双侧 DLPFC、P4 顶叶等都可能是有效的靶点，与文献报道一致。但由于两则案例均同时接受药物治疗，因此不能完全排除药物的作用，且 rTMS 联合药物治疗是否优于 rTMS 单独治疗，尚需进一步研究。

【主编点评】

本章两则案例是综合医院比较常见的睡眠障碍患者，其睡眠障碍都由一定的负性生活事件引起，也经过较长时间的治疗且效果不佳。在我们进行的大量 rTMS 治疗案例中，疗效最显著的就是睡眠障碍。本章两例患者没有停用原来的药物，只是在此基础上增加了 rTMS 治疗，案例一很快起效，1 个月后停药，追踪 4 个月仍维持较好的效果；案例二经过 3 次靶点的选择，最后选择在右侧顶叶 P4 位置低频治疗，很快起效。这两则案例说明了脑功能的个体差异性，也提示我们在目前还没有能力精确定位靶点时，临床根据以往报道的经验靶点给予试验性治疗也很有必要。

（曾思琳 郭 毅）

参 考 文 献

Antczak J, Poleszczyk A, Wichniak A, et al. 2017. The influence of the repetitive transcranial magnetic stimulation on sleep quality in depression. Psychiatr. Pol, 51（5）: 845-857

Bonnet MH, Arand D. 1995. 24-Hour metabolic rate in insomniacs and matched normal sleepers. Sleep, 18(7): 581-588

Buhr A, Bianchi MT, Baur R, et al. 2002. Functional characterization of the new human GABA A receptor mutation β3（R192H）. Human Genetics, 111（2）: 154-160

Deuschle M, Schredl M, Schilling C, et al. 2010. Association between a serotonin transporter length polymorphism and primary insomnia. Sleep, 33（3）: 343-347

Farina B, Dittoni S, Colicchio S, et al. 2014. Heart rate and heart rate variability modification in chronic insomnia patients. Behavioral Sleep Medicine, 12（4）: 290-306

Feng J, Zhang Q, Zhang C, et al. 2019. The Effect of sequential bilateral low - frequency rTMS over dorsolateral prefrontal cortex on serum level of BDNF and GABA in patients with primary insomnia. Brain and Behavior, 9: e01206

Jespersen KV, Stevner A, Fernandes H, et al. 2020. Reduced structural connectivity in insomnia disorder. Journal of Sleep Research, 9（2）: e12901

Jiang CG, Zhang T, Yue FG, et al. 2013. Efficacy of repetitive transcranial magnetic stimulation in the treatment of patients with chronic primary insomnia. Cell Biochemistry and Biophysics, 67（1）: 169-173

Katzung BG. 2012. Basic and clinical pharmacology. New York: Mc Graw Hill

Krystal AD, Durrence HH, Scharf M, et al. 2010. Efficacy and safety of doxepin 1 mg and 3 mg in a 12-week sleep laboratory and outpatient trial of elderly subjects with chronic primary insomnia. Sleep, 33（11）: 1553-1561

Krystal AD. 2009. A compendium of placebo-controlled trials of the risks/benefits of pharmacological treatments for insomnia: the empirical basis for US clinical practice. Sleep Medicine Reviews, 13（4）: 265-274

Li S, Tian J, Li M, et al. 2018. Altered resting state connectivity in right side frontoparietal network in primary insomnia patients. European Radiology, 28（2）: 664-672

Lin J, Liu X, Li H, et al. 2019. Chronic repetitive transcranial magnetic stimulation（rTMS）on sleeping quality and mood status in drug dependent male inpatients during abstinence. Sleep Medicine, 58: 7-12

Morin CM, Colecchi C, Stone J, et al. 1999. Behavioral and pharmacological therapies for late-life insomnia: a randomized controlled trial. Jama, 281（11）: 991-999

Morin CM, Drake CL, Harvey AG, et al. 2015. Insomnia disorder. Nature Reviews Disease Primers, 1: 15026

Morin CM, Leblanc M, Blanger L, et al. 2011. Prevalence of insomnia and its treatment in Canada. The Canadian Journal of Psychiatry, 56（9）: 540-548

Nofzinger EA, Buysse DJ, Germain A, et al. 2004. Functional neuroimaging evidence for hyperarousal in insomnia. American Journal of Psychiatry, 161（11）: 2126-2128

Ohayon MM, Reynolds Iii CF. 2009. Epidemiological and clinical relevance of insomnia diagnosis algorithms according to the DSM-Ⅳ and the International Classification of Sleep Disorders（ICSD）. Sleep Medicine, 10（9）: 952-960

Ohayon MM. 2002. Epidemiology of insomnia: what we know and what we still need to learn. Sleep Medicine Reviews, 6（2）: 97-111

Omvik S, Pallesen S, Havik OE, et al. 2006. Cognitive behavioral therapy vs zopiclone for treatment of chronic primary insomnia in older adults: a randomized controlled trial. Jama, 295（24）: 2851-2858

Pavlova MK, Latreille V. 2019. Sleep disorders. The American Journal of Medicine, 132（3）: 292-299

Roth T, Coulouvrat C, Hajak G, et al. 2011. Prevalence and perceived health associated with insomnia based on DSM-Ⅳ-TR; international statistical classification of diseases and related health problems, tenth revision; and research diagnostic criteria/international classification of sleep disorders, criteria: results from the America insomnia survey.

Biological psychiatry, 69（6）: 592-600

Song P, Lin H, Li S, et al. 2019. Repetitive transcranial magnetic stimulation（rTMS）modulates time-varying electroencephalography（EEG）network in primary insomnia patients: a TMS-EEG study. Sleep Medicine, 56: 157-163

Spiegelhalder K, Fuchs L, Ladwig J, et al. 2011. Heart rate and heart rate variability in subjectively reported insomnia. Journal of Sleep Research, 20（1pt2）: 137-145

Spielman AJ, Caruso LS, Glovinsky PB. 1987. A behavioral perspective on insomnia treatment. Psychiatric Clinics of North America, 10（4）: 541-553

Viola AU, Archer SN, James LM, et al. 2007. PER3 polymorphism predicts sleep structure and waking performance. Current Biology, 17（7）: 613-618

Werf YDVD, Altena E, Dijk KDV, et al. 2010. Is disturbed intracortical excitability a stable trait of chronic insomnia? A study using transcranial magnetic stimulation before and after multimodal sleep therapy. Biological Psychiatry, 68（10）: 950-955

Wu R, Bao J, Zhang C, et al. 2006. Comparison of sleep condition and sleep-related psychological activity after cognitive-behavior and pharmacological therapy for chronic insomnia. Psychotherapy and Psychosomatics, 75（4）: 220-228

Wu Y, Liu M, Zeng S, et al. 2018. Abnormal topology of the structural connectome in the limbic cortico-basal-ganglia circuit and default-mode network among primary insomnia patients. Frontiers in Neuroscience, 12: 860

Zhang J, Lam SP, Li SX, et al. 2014. A community-based study on the association between insomnia and hypothalamic-pituitary-adrenal axis: sex and pubertal influences. The Journal of Clinical Endocrinology & Metabolism, 99（6）: 2277-2287

Zhang YP, Liao WJ, Xia WG. 2018. Effect of acupuncture cooperated with low-frequency repetitive transcranial magnetic stimulation on chronic insomnia: a randomized clinical trial. Current Medical Science, 38（3）: 491-498

Zhou F, Huang S, Zhuang Y, et al. 2017. Frequency-dependent changes in local intrinsic oscillations in chronic primary insomnia: a study of the amplitude of low-frequency fluctuations in the resting state. NeuroImage Clinical, 15: 458-465

第七章　经颅磁刺激对脑梗死后运动功能障碍的治疗作用

【案例】

案例一

患者，女，64 岁，主因"右侧上肢无力 8 个月"入院。

患者 8 个月前做家务时突发右侧肢体无力，右上肢抬举费力，右下肢行走不能，伴右侧肢体麻木感，伴头晕（昏沉感），无视物旋转、恶心呕吐、言语不清等症状，为进一步诊治收入笔者医院神经内科，完善颅脑 MRI 检查提示左侧额顶岛叶急性脑梗死。住院期间给予患者抗血小板聚集、改善循环、降压、降脂等治疗，患者病情好转出院，出院后患者继续在外院进行康复治疗，右侧肢体肌力较前好转，但遗留右上肢无力，抬举梳头费力，手部运动不灵活，再次来笔者医院就诊。

既往（8 个月前）住院治疗诊断为"脑梗死[类肝素药物治疗急性缺血性脑卒中试验（TOAST）分型：大动脉粥样硬化型]，高血压病 3 级（很高危险组），左侧大脑中动脉狭窄"。否认冠心病、糖尿病病史；否认肝炎、结核等传染病病史；否认手术、外伤、输血史；否认食物、药物过敏史。

一般查体：体温 36.1℃，心率 78 次/分，呼吸 19 次/分，血压 164/114mmHg，心肺腹未见明显异常。专科检查：美国国立卫生研究院卒中量表（NIHSS）评分为 5 分，神清语利，对答切题，双侧瞳孔等大等圆（d=3mm），对光反射灵敏，眼球活动不受限，双眼眼震（−），鼻唇沟对称，示齿无偏斜，伸舌居中，右侧上肢肌力Ⅲ+级，右下肢肌力Ⅴ级，左侧肢体肌力Ⅴ级，肌张力正常对称，右侧肢体腱反射活跃，左侧肢体腱反射正常，右下肢 Babinski 征（+），左下肢病理征（−），右侧偏身痛觉减退，右上肢共济运动欠稳准，余肢体共济运动正常，颈软，克氏征（−）。

辅助检查：颅脑 MRI 检查（图 7-1A～D）示左侧额顶岛叶急性脑梗死。颈动脉彩超示双侧颈动脉与椎动脉未见异常声像。心脏彩超示主动脉硬化，三尖瓣少量反流，左室舒张功能减低。发泡试验、胸片、心电图、血常规、凝血功能、电解质、肝肾功能、甲状腺功能，以及血尿酸、空腹血糖、心肌酶、超敏 C 反应蛋白、血脂、糖化血红蛋白，梅毒螺旋体抗体、人类免疫缺陷病毒抗体检测均未见明显异常。进一步完善量表：HAMA 为 14 分，HAMD 为 27 分，MMSE 为 29 分（教育程度：初中），MoCA 因右侧上肢无力无法配合完成。脑电图为界限性脑电图。

结合患者病史、查体及辅助检查诊断为脑梗死后遗症，焦虑抑郁状态。因患者已经发病 8 个月，进行常规康复治疗后右侧上肢无力恢复不佳，上肢 Fugl-Meyer 评分（FMA）32 分，日常生活能力量表（ADL）评分 75 分；运动诱发电位：皮质潜伏期 25 毫秒，中枢运动传导时间（CMCT）12.5 毫秒。经伦理委员会批准、患者同意及 TASS 评估后给予患者 rTMS 治疗。首先测量 RMT，随后根据阈值大小调节刺激强度，并将锥形线圈放置于患者左侧 M1 区，予以高频(10Hz)rTMS 刺激，每天治疗 2 次（表 7-1），连续治疗 2 周后患者右侧上肢的肌力较前明显好转，上肢可以抬举至头顶并完成梳头动作，但手部动作（如对指、腕环形运动）仍较差。治疗后 NIHSS 评分 2 分，上肢 FMA 41 分，ADL 评分 85 分；运动诱发电位：皮质潜伏期 23.78 毫秒，CMCT 11.58 毫秒。主观评价量表评分由 10 分降至 4 分，患者及家属主观评价为很有效。HAMA 为 11 分，HAMD 为 23 分，MMSE 为 29 分，MoCA 为 23 分。治疗前后功能评价指标见表 7-2。整个治疗过程中患者未诉头痛、头晕、耳鸣、抽搐等不良反应。

案例二

患者，女，56 岁，主因"左侧上肢无力 6 个月"入院。

患者 6 个月前在学车过程中突发左侧上肢无力，手部明显，无法旋转方向盘，伴左侧下肢无力，行走偏斜，伴有言语不清，无头晕头痛，无恶心、呕吐、饮水呛咳、吞咽困难等不适，至笔者医院门诊就诊，完善颅脑 MRI 检查后诊断为右侧侧脑室体部旁急性脑梗死。后患者自行于外院治疗，具体不详，但遗留左侧上肢无力，伴手部精细活动较差，持筷子夹菜、梳头等不能。现为进一步诊治就诊于笔者医院神经内科。

患者既往患高血压病 1 年余，测得最高收缩压为 180mmHg，未规律服用药物治疗。有抑郁症病史 6 年，长期口服"帕罗西汀，氯硝西泮"治疗，自诉症状控制尚可。否认冠心病、糖尿病病史；否认肝炎、结核等传染病病史；否认手术、外伤、输血史；否认食物、药物过敏史。

一般查体：体温 36.4℃，心率 88 次/分，呼吸 18 次/分，血压 165/109mmHg，心肺腹未见明显异常。专科检查：NIHSS 评分 3 分，神清语利，双侧瞳孔等大等圆（d=3mm），对光反射灵敏，眼球活动不受限，双眼眼震（－）；左侧鼻唇沟浅，口角右歪，伸舌稍左偏；左侧上肢近端肌力Ⅴ－级，远端肌力Ⅳ+级，左侧下肢肌力Ⅴ级，右侧肢体肌力Ⅴ级，肌张力正常对称，四肢腱反射对称引出，左下肢 Babinski 征（＋），右下肢病理征（－），浅感觉对称，左侧上肢共济运动欠稳准，余肢体共济运动正常，颈软，克氏征（−）。

辅助检查：颅脑 MRI 检查（图 7-1 E～H）示右侧侧脑室体部旁急性脑梗死；心脏彩超未见明显异常；颈部彩超示双侧颈内动脉粥样硬化斑块形成。血常规、凝血功能、电解质、肝肾功能、甲状腺功能、血脂、血尿酸、空腹血糖、糖化血红蛋白，以及梅毒螺旋体抗体、人类免疫缺陷病毒抗体检测未见明显异常。进一步完善量表：HAMA 为 20 分，HAMD 为 22 分，MMSE 为 28 分，MoCA 为 23 分（教育程度：初中）。脑电图为正常脑电图。

结合患者病史、查体及辅助检查诊断为脑梗死后遗症，焦虑抑郁状态，认知功能下降。因患者已经发病 6 个月，进行常规康复治疗后遗留左侧上肢无力、手部精细活动较差，上肢 FMA 42 分，ADL 评分 75 分；运动诱发电位：皮质潜伏期 22.92 毫秒，CMCT 12.12 毫秒。经患者同意、TASS 评估后给予患者 rTMS 治疗。首先根据 RMT 确定刺激强度，随后将锥形线圈放置于患者右侧 M1 区，予以高频（10Hz）rTMS 刺激，每天治疗 2 次（表 7-1），连续治疗 2 周后患者左侧上肢的肌力较前好转，手部精细动作（如梳头、持筷）可以完成。治疗结束后 NIHSS 评分 1 分，上肢 FMA 60 分，ADL 评分 100 分；运动诱发电位：皮质潜伏期 20.04 毫秒，CMCT 9.04 毫秒。主观评价量表评分由 10 分降至 2 分，患者及家属主观评价为很有效（注：主观评价量表评分范围为 0～10 分，根据好转程度判断为无效（改善＜30%），有效（改善≥30%），很有效（改善≥50%）。）。HAMA 为 14 分，HAMD 为 19 分，MMSE 为 29 分，MoCA 为 26 分。治疗前后功能评价指标见表 7-2。整个治疗过程中患者未诉不良反应发生。

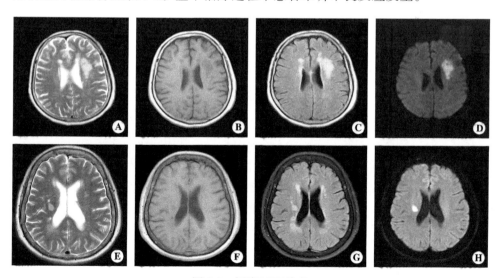

图 7-1　颅脑 MRI 检查

A～D（案例一）示左侧额顶岛叶急性脑梗死；E～H（案例二）示右侧侧脑室体部旁急性脑梗死

表 7-1 案例一和案例二 rTMS 治疗方案

患者	刺激靶点	刺激强度	刺激频率（Hz）	串刺激时间（秒）	串间歇时间（秒）	每次治疗时间（分钟）	单次总脉冲数（个）	治疗次数
1	L-M1	42%RMT	10	1	10	25	1360	28
2	R-M1	38%RMT	10	1	10	25	1360	28

表 7-2 案例一和案例二 rTMS 治疗前后功能评价指标

指标	案例一		案例二	
	治疗前	治疗后	治疗前	治疗后
NIHSS 评分	5	2	3	1
FMA	32	41	42	60
ADL 评分	75	85	75	100
主观评价量表	10	4	10	2
皮质潜伏期（毫秒）	25	23.78	22.92	20.04
CMCT（毫秒）	12.5	11.58	12.12	9.04
HAMA	14	11	20	14
HAMD	27	23	22	19
MMSE	29	29	28	29
MoCA	无法配合	23	23	26

【讨论】

（一）rTMS 治疗脑梗死后运动功能障碍的神经机制

脑梗死患者进入脑梗死后遗症期后治疗的主要目的在于有效改善患者的神经功能、提高日常生活能力及生活质量。上肢运动功能障碍是脑梗死患者常见的后遗症状，且精细运动的恢复往往令人不满意。目前常用的运动疗法和物理疗法被认为是脑梗死后运动功能恢复的金标准疗法。但是，即使进行了高强度的康复训练，仍有 55%~75% 的患者遗留上肢功能障碍。近年来，rTMS 被越来越多地应用于脑梗死后的恢复，已成为改善上肢功能障碍的有效治疗方法。

rTMS 是一项无创、新型神经电生理刺激技术，它可以无衰减透过头皮和颅骨，利用脉冲磁场在大脑产生感应电流作用于大脑皮质，从而调节皮质的兴奋性，是改善脑梗死患者运动功能的新型疗法。脑梗死患者功能的恢复与神经的重塑相关。神经重塑是指大脑发展新的神经元连接、获得新的功能和弥补损伤的能力。rTMS 参与神经重塑可能的机制如下。①神经递质的参与：全脑或局灶性脑缺血后均可快速诱导即刻早基因。rTMS 促进急性缺血后 c-Fos 蛋白表达。c-Fos 和即刻早基因的其他成员的表达产物组合可形成同型或异型二聚体和激活蛋白 1，导致脑源性神经营养因子（BNDF）表达增加。BDNF 具有稳定细胞内 Ca^{2+} 浓度，增加抗氧化酶活性，抑制细胞凋亡，修复受损神经元，促进神经元再生，刺激轴突发芽和新突触形成的神经保护及营养作用。BDNF 还可诱导激活 C 激酶 1 受体介导的突触蛋白的局部翻译而促进神经发育。其次，rTMS 可增加甲基 CpG 结合蛋白 2 的磷酸化程度，促进激活 C 激酶 1 受体与 BDNF 外显子Ⅳ的相互作用。因此，rTMS 通过上调或下调与神经营养蛋白相关的基因来增强神经重塑。Li 等在大脑中动脉闭塞的大鼠模型中证实了这一机制。②突触活动的改变：高频 rTMS 趋向于诱导依赖于谷氨酸能 N-甲基-D-天冬氨酸受体的突触效应的调节，如长期增强或长期抑制。研究发现，N-甲基-D-天冬氨酸受体的神经保护作用会随着 BDNF 水平的变化而变化。因此，rTMS 通过另一机制提高了 BDNF 的表达。突触活动的变化与脑组织周围及远处区域的脑血流量相关，rTMS 通过增加皮质兴奋性导致全脑区域脑血流量增加，从而促进突触生成和皮质功能重塑。③健侧大脑半球的功能代偿：脑梗死后病侧皮质兴奋性降低，健侧皮质兴奋性增高，提示健侧大脑半球相应区域的代偿是对病侧区域的补偿。Li 等使用磁共振弥散张量成像发现 rTMS 刺激后对侧皮质–小脑环路的部分各向异性增加，证明 rTMS 可以通过改变健侧的镜像区域兴奋性来促进运动的恢复。④双侧半球的交互抑制：以往的研究表明，脑梗死后运动功能障碍的机制之一是病侧大脑半球经胼胝体被过度抑制。正常情况下，人体通过相互抑制来维持两个大脑半球之间的平衡。当平衡被打破，病侧半球受到健侧半球的持续抑制而兴奋性减低，相反，健侧半球则因抑制减少而兴奋性增强。应用磁共振弥散张量成像和功能磁共振均发现 rTMS 刺激后双侧半球之间的功能连接性增加，提出 rTMS 可通过增强连接纤维来促进神经重塑。

（二）脑梗死后运动功能障碍治疗方案选择及有效性探讨

研究提出，亚急性期脑梗死患者康复训练后健侧（而非病灶侧）运动皮质活性增加，两侧半球间兴奋性明显不平衡可能抵消康复治疗所带来的效果，这可能是该阶段患侧上肢功能难以改善的原因之一。另外，皮质下脑梗死的慢性期患者在手产生自发运动的过程中，异常增高的半球间抑制会从健侧半球 M1 区转移到病灶侧半球 M1 区，这种异常可能会对皮质下脑梗死患者手功能的恢复产生不利影响。rTMS 治疗脑梗死后运动功能恢复的潜在机制是调节半球间不对称，促进神经重塑最大化的功能目标。因此本章两例慢性期脑梗死患者在积极康复治疗无改善时，采用 rTMS 作用于 MI 区；通过调节两侧半球间的兴奋性进一步改善患者的上肢功能障碍。

　　动物试验证明，高频 rTMS 能够增强脑缺血后神经再生和激活 BDNF/原肌球蛋白相关激酶 B 信号通路、诱导突触活动的改变和增加脑血流量等。临床研究也发现，应用高频（5Hz）rTMS 治疗脑梗死患者并随访 1 年，观察到急性期治疗后患者功能恢复的效果可以持续 1 个月，而上肢功能改善可以持续 1 年，说明高频 rTMS 对于上肢功能改善的作用持续时间可能更长。Sasaki 等对高频组（患侧 M1 区，10Hz）和低频组（健侧 M1 区，1Hz）进行比较，认为高频可调节同侧的皮质脊髓束和运动相关皮质，更有利于患侧上肢的康复。Emara 等在发病后 1～36 个月期间的脑梗死后遗留手部无力患者病灶侧半球的运动皮质应用高频 rTMS（5Hz）治疗，其拇指、示指敲击测试、活动指数、改良 Rankin 评分结果均明显改善，且效果可以持续 12 周，提出高频 rTMS 可改善手部的精细运动功能并增强神经再生。目前有关 rTMS 治疗脑梗死后慢性期功能恢复的研究不多，但结合其作用机制及相关研究我们对本章两例患者采用高频 rTMS 治疗后，其运动功能改善，NIHSS 评分下降，上肢 FMA、ADL 评分增加，运动诱发电位的皮质潜伏期及 CMTT 时间缩短。因目前尚无统一、标准的治疗方案且存在个体差异性，因此这两例患者的治疗参数与既往研究不完全相同（表 7-3），但从治疗效果可以看出，rTMS 可促进大脑神经网络的功能重塑，对上肢运动功能的改善有重要作用。目前对于脑梗死后慢性期患者的康复干预措施非常有限，rTMS 将为脑梗死后长期存在残余运动功能障碍的患者提供一个恢复的机会。

表 7-3　rTMS 治疗脑梗死患者上肢运动功能障碍的临床研究

作者及发表年份	刺激靶点	刺激强度	刺激频率（Hz）	串间歇时间，或总时间／脉冲数	治疗次数	脑梗死分期
Emara 等，2010 年	患侧 M1 区	80%～90%RMT	5	共 2.5 分钟/750 个	10 次（1 次/天）	非急性期
Koyama 等，2012 年	患侧 M1 区	110%RMT	5	间隔 1 秒，共 10 分钟/未知	10 次（1 次/天）	非急性期
Sasaki 等，2013 年	患侧 M1 区	90%RMT	10	间隔 50 秒，共 10 分钟/1000 个	5 次（1 次/天）	急性期
Guo 等，2016 年	患侧 M1 区	90%RMT	10	间隔 25 秒，共 15 分钟/1500 个	10 次（1 次/天）	急性期
Guan 等，2017 年	患侧 M1 区	120%RMT	5	间隔 2 秒/1000 个	10 次（1 次/天）	急性期
Li 等，2018 年	患侧 M1 区	120%RMT	5	间隔 2 秒/1000 个	10 次（1 次/天）	急性期
Urushidani 等，2018 年	健侧 M1 区	90%RMT	1	共 20 分钟/1200 个	15 次（1 次/天）	非急性期
Kim 等，2020 年	健侧 M1 区	80%RMT	1	共 20 分钟/1200 个	15 次（1 次/天）	急性期

【主编点评】

　　脑卒中后康复是神经科医生及康复科医生所关注，但又很困惑的问题。长期以来临床医生主要关注的是局部梗死灶的解剖学改变，对于脑梗死所导致的功能脑网络的改变，以及脑梗死后的神经重塑缺乏了解。本章中两例患者不仅有运动功能的损害，并且认知功能、情感都出现了较明显的问题，短期（2周）的 rTMS 治疗使两例患者的相关症状都得到了改善。从脑网络或脑连接的角度去看待疾病的发生、发展，将极大地扩展我们对现有疾病诊断及治疗的理解。

（张　慧　郭　毅）

参 考 文 献

Barneda-Zahonero B，Servitja JM，Badiola N，et al. 2012. Nurr1 protein is required for *N*-methyl-D-aspartic acid （NMDA）receptor-mediated neuronal survival. J Biol Chem，287（14）：11351-11362

Ceci M，Welshhans K，Ciotti MT，et al. 2012. RACK1 is a ribosome scaffold protein for β-actin mRNA/ZBP1 complex. PLoS One，7（4）：e35034

Collaco-Moraes Y，Aspey BS，de Belleroche JS，et al. 1994. Focal ischemia causes an extensive induction of immediate early genes that are sensitive to MK-801. Stroke，25（9）：1855-1860

Demirtas-Tatlidede A，Alonso-Alonso M，Shetty RP，et al. 2015. Long-term effects of contralesional rTMS in severe stroke：safety，cortical excitability，and relationship with transcallosal motor fibers. NeuroRehabilitation，36（1）：51-59

Emara TH，Moustafa RR，Elnahas NM，et al. 2010. Repetitive transcranial magnetic stimulation at 1Hz and 5Hz produces sustained improvement in motor function and disability after ischaemic stroke. Eur J Neurol，17（9）：1203-1209

Guan YZ，Zhang XW，Zhang WH，et al. 2017. Effectiveness of repetitive transcranial magnetic stimulation（rTMS）after acute stroke：a one-year longitudinal randomized trial. CNS Neurosci Ther，23（12）：940-946

Guo Z，Jin Y，Peng H，et al. 2016. Ipsilesional high frequency repetitive transcranial magnetic stimulation add-on therapy improved diffusion parameters of stroke patients with motor dysfunction：a preliminary DTI study. Neural Plast，2016：6238575

Hoyer EH，Celnik PA. 2011. Understanding and enhancing motor recovery after stroke using transcranial magnetic stimulation. Restor Neurol Neurosci，29（6）：395-409

Koyama S，Tanabe S，Takeda K，et al. 2012. The effects of high-frequency transcranial magnetic stimulation combined with transcutaneous electrical stimulation in a severe stroke patient. Clin Pract，2（4）：e89

Li H，Shang J，Zhang C，et al. 2020. Repetitive transcranial magnetic stimulation alleviates neurological deficits after cerebral ischemia through interaction between RACK1 and BDNF exon Ⅳ by the phosphorylation-dependent factor MeCP2. Neurotherapeutics，17（2）：651-663

Li J，Meng XM，Li RY，et al. 2016. Effects of different frequencies of repetitive transcranial magnetic stimulation on the recovery of upper limb motor dysfunction in patients with subacute cerebral infarction. Neural Regen Res，11（10）：1584-1590

Li J，Zuo Z，Zhang X，et al. 2018. Excitatory repetitive transcranial magnetic stimulation induces contralesional cortico-cerebellar pathways after acute ischemic stroke：a preliminary DTI study. Front Behav Neurosci，12：160

Ljubisavljevic MR，Javid A，Oommen J，et al. 2015. The effects of different repetitive transcranial magnetic stimulation（rTMS）protocols on cortical gene expression in a rat model of cerebral ischemic-reperfusion injury. PLoS One，10（10）：e0139892

Luo J，Zheng H，Zhang L，et al. 2017. High-frequency repetitive transcranial magnetic stimulation（rTMS）improves functional recovery by enhancing neurogenesis and activating BDNF/TrkB signaling in ischemic rats. Int J Mol Sci，18（2）：455

Murase N，Duque J，Mazzocchio R，et al. 2004. Influence of interhemispheric interactions on motor function in chronic stroke. Ann Neurol，55（3）：400-409

Sasaki N，Mizutani S，Kakuda W，et al. 2013. Comparison of the effects of high- and low-frequency repetitive transcranial magnetic stimulation on upper limb hemiparesis in the early phase of stroke. J Stroke Cerebrovasc Dis，22（4）：413-418

Strafella AP，Paus T. 2001. Cerebral blood-flow changes induced by paired-pulse transcranial magnetic stimulation of the primary motor cortex. J Neurophysiol，85（6）：2624-2629

Takeuchi N，Izumi S. 2012. Maladaptive plasticity for motor recovery after stroke：mechanisms and approaches. Neural Plast，2012：359728

Urushidani N，Kinoshita S，Okamoto T，et al. 2018. Low-frequency rTMS and intensive occupational therapy improve upper limb motor function and cortical reorganization assessed by functional near-infrared spectroscopy in a subacute stroke patient. Case Rep Neurol，10（2）：223-231

Xu AH，Sun YX. 2020. Research hotspots and effectiveness of repetitive transcranial magnetic stimulation in stroke rehabilitation. Neural Regen Res，15（11）：2089-2097

Zhang X，Mei Y，Liu C，et al. 2007. Effect of transcranial magnetic stimulation on the expression of c-Fos and brain-derived neurotrophic factor of the cerebral cortex in rats with cerebral infarct. J Huazhong Univ Sci Technolog Med Sci，27（4）：415-418

第八章 经颅磁刺激对脑卒中后抑郁的治疗作用

【案例】

案例一

患者，女，50岁，主因"脑梗死后情绪低落11月余"就诊。

患者11个多月前因突发右侧肢体乏力、言语不清17小时入院，诊断为"脑梗死"，入院时右侧肢体肌力Ⅱ级，经急性期抗血小板聚集、调脂、改善循环等治疗后，患者出院时右侧肢体肌力恢复至Ⅳ级；住院期间患者情绪欠佳，HAMD为24分，HAMA为23分，考虑为焦虑抑郁状态；出院后持续情绪低落，易伤感，兴趣减退，易被激怒，精神、食欲欠佳，睡眠尚可，便秘，体重下降明显，服用"氟西汀"11月余症状未见明显好转，遂至笔者医院门诊就诊。

患者既往有高血压病史，3年前患十二指肠溃疡，已治愈。否认糖尿病、高血脂、冠心病病史；否认乙型肝炎、梅毒、艾滋病等传染病病史；否认手术、外伤、输血史；否认药物及食物过敏史。

一般查体：生命体征平稳，心肺腹未见明显异常。专科查体：神志清，言语稍含糊，双侧瞳孔等大等圆（$d=3mm$），对光反射灵敏，双侧眼球各方向活动良好，双眼眼震（−），右侧鼻唇沟稍浅，颈软，克氏征（−），右侧肢体肌力Ⅳ级，左侧肢体肌力、肌张力正常，右下肢病理征（＋），左下肢病理征未引出，双侧浅感觉对称，共济运动检查提示右侧稍欠稳准、左侧正常。

辅助检查：①急性期（11个多月前）颅脑MRI+MRA检查示左侧基底节区、左侧颞叶急性期脑梗死，左侧大脑中动脉M1段变窄。②治疗前量表评估，HAMD为20分，HAMA为16分，MMSE为27分，NIHSS为3分，ADL为80分。

结合患者病史、查体及辅助检查，诊断考虑脑卒中后抑郁。经伦理委员会批准、患者同意及TASS评估后，给予rTMS治疗。首先测量RMT，随后根据阈值大小调节刺激强度，并将锥形线圈放置于患者RDLPFC，予以低频（1Hz）rTMS刺激，每次2100个脉冲，每日1次，共10次（表8-1）。治疗后患者自诉情绪好转，HAMD降至11分，HAMA降至7分，MMSE升至28分，其他量表分值见图8-1。整个治疗过程中患者无头痛、头晕、耳鸣、抽搐等不良反应。

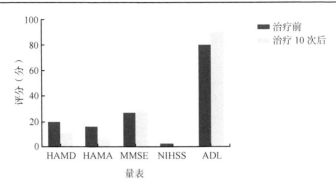

图 8-1 案例一主要结局（HAMD）及次要结局（HAMA、MMSE、NIHSS 和 ADL）治疗前后比较

案例二

患者，女，60 岁，主因"脑梗死后情绪低落 6 月余"就诊。

患者 6 个多月前因突发左侧肢体乏力 2 小时 50 分入笔者医院，诊断为"脑梗死"，入院时左上肢肌力 Ⅰ 级，左下肢肌力 Ⅲ+级，经急性期静脉溶栓、抗血小板聚集、调脂、改善循环等治疗后，患者出院时左上肢肌力恢复至 Ⅳ 级，左下肢肌力恢复至 Ⅴ 级；住院期间患者情绪欠佳，HAMD 为 27 分，HAMA 为 23 分，诊断考虑焦虑抑郁状态；出院后持续情绪低落，兴趣减退，食欲欠佳，睡眠差，便秘，体重减轻，服用"盐酸米安色林" 6 月余症状未见明显好转，遂至笔者医院门诊就诊。

患者既往有 2 型糖尿病病史。否认高血压、高血脂、冠心病病史；否认乙型肝炎、梅毒、艾滋病等传染病病史；否认手术、外伤、输血史；否认药物及食物过敏史。

一般查体：生命体征平稳，心肺腹未见明显异常。专科查体：神清语利，双侧瞳孔等大等圆（d=3mm），对光反射灵敏，双侧眼球各方向活动良好，双眼眼震（－），双侧鼻唇沟对称，颈软，克氏征（－），四肢肌力 Ⅴ 级，肌张力正常，双侧浅感觉对称，双下肢病理征未引出，双侧共济运动稳准。

辅助检查：①急性期（6 个多月前）颅脑 MRI+MRA 检查示右侧基底节区脑梗死，双侧额顶枕叶少许小腔梗灶；脑动脉硬化。②rTMS 治疗前量表评估，HAMD 为 20 分，HAMA 为 18 分，MMSE 为 19 分，NIHSS 为 0 分，ADL 为 95 分。

结合患者病史、查体及辅助检查，诊断考虑脑卒中后抑郁。经伦理委员会批准、患者同意及 TASS 评估后，予以 rTMS 治疗。首先测量 RMT，随后根据阈值大小调节刺激强度，并将锥形线圈放置于患者 LDLPFC，予以高频（10Hz）rTMS 刺激，每次 3000 个脉冲，每日 1 次，共 20 次（表 8-1）。治疗 10 次后患者情绪改善，睡眠好转，HAMD 降至 11 分，HAMA 降至 9 分，MMSE 升至 23 分，其他量表分值见图 8-2；治疗 20 次后 HAMD 降至 8 分，HAMA 降至 8 分，其他量表分值见图 8-2。整个治疗过程中患者无头痛、头晕、耳鸣、抽搐等不良反应。

表 8-1　案例一和案例二 rTMS 治疗方案

患者	刺激靶点	刺激强度	刺激频率（Hz）	串刺激时间（秒）	串间歇时间（秒）	每次治疗时间（分钟）	单次总脉冲数（个）	治疗次数
1	RDLPFC	120%RMT	1	10	1	38	2100	10
2	LDLPFC	100%RMT	10	4	26	38	3000	20

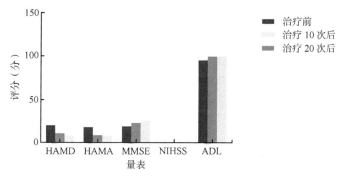

图 8-2　案例二主要结局（HAMD）及次要结局（HAMA、MMSE、NIHSS 和 ADL）
治疗前后比较

【讨论】

（一）脑卒中后抑郁及其发病机制

脑卒中后抑郁（PSD）是脑卒中后最常见的神经精神并发症，主要表现为除脑卒中症状以外的诸如情绪低落、兴趣减退等抑郁症状和相应躯体症状。虽然目前对 PSD 的自然病程没有定论，但脑卒中的各个阶段都有可能出现抑郁症状，有关 PSD 自然病程的研究发现在脑卒中后 1 个月内、2~5 个月、6~9 个月抑郁发生率分别为 28%、36% 和 33%。PSD 的发生可严重影响脑卒中患者的神经功能恢复和认知功能，降低患者生活质量，增加脑卒中的病死率及再发风险，加重家庭及社会负担。

PSD 可能不仅是对脑卒中事件的心理反应，也可能有自身潜在的生物学原因，但其病理生理机制尚不完全清楚。研究显示，PSD 的发生可能与单胺类神经递质（5-羟色胺、去甲肾上腺素和多巴胺）水平的降低有关，在 PSD 患者中观察到了某些脑区 5-羟色胺能受体上调，脑脊液中 5-羟色胺、去甲肾上腺素和多巴胺代谢产物浓度降低。另外，PSD 还可能与病灶位置、遗传易感性、炎症、边缘叶–皮质–纹状体–苍白球–丘脑（LCSPT）投射环路破坏，以及下丘脑–垂体–肾上腺轴的应激激活和适应性反应损害等有关。随着神经影像学的发展，越来越多的证据表明，急性脑损伤后可能通过间接和远隔效应引起神经症状，这解释了之前难以理解的由病变位置引起的症状。抑郁症是由于皮质区域的神经网络连接紊乱导致，不同的病因可通过干扰不同脑网络功能和动态平衡而导致不同的抑郁症状。PSD 的病理基础是多个脑区的协调作用出现紊乱，而不仅仅是单个脑区的损害，传统的指标，如单一病灶位置、病灶体积、疾病严重程度等并不能完全解释其发病机制，因此需要从脑网络的角度全面、系统地认识 PSD 的病理生理机制。

（二）脑卒中后抑郁治疗进展

PSD 在很大程度上是一种可以治疗的疾病，但目前普遍存在治疗不足的问题，并且可能对神经功能恢复产生负面影响。

脑卒中复发及卒中后神经功能缺损与 PSD 恶化有关，因此应该对 PSD 患者进行适当的卒中后管理，包括施行预防脑卒中再发的措施（如使用抗血小板药物、对心脏疾病的管理、更严格地控制代谢性疾病等）和康复治疗，目前临床用于治疗 PSD 的药物主要包括三环/四环类抗抑郁药、选择性 5-羟色胺再摄取抑制剂、5-羟色胺去甲肾上腺素再摄取抑制剂、单胺氧化酶抑制剂等，但是起效慢、不良反应、药物间相互作用及患者依从性等问题，限制了药物在 PSD 患者中的广泛应用。

近年来，非药物治疗受到越来越多临床医生及研究者的关注，其中社会心理干预被认为对 PSD 患者有效。一项随机对照试验比较了单用抗抑郁药物和抗抑郁药联合社会心理行为干预（包括教育和护理管理），结果表明接受联合干预的患者在干预后短期和长期随访时的缓解率更高。认知行为疗法（CBT）对 PSD 患者也有一定的疗效，一项纳入 23 项研究的荟萃分析表明，单用 CBT 及 CBT 联合抗抑郁药均改善了 PSD 患者的抑郁症状。电休克疗法（ECT）也已用于 PSD 患者，特别是难治性病例，但进行 ECT 治疗需要排除心脏疾病的可能性，然而心脏疾病在脑卒中患者中是比较常见的。

对于不宜药物治疗、药物治疗依从性差、耐药或言语交流困难的 PSD 患者，可以应用 rTMS 治疗。rTMS 是一项无创、相对安全的神经调控技术，目前已被美国 FDA 批准用于治疗难治性抑郁，国际指南对高频 rTMS 刺激 LDLPFC 治疗抑郁症作出了 A 级推荐，对低频 rTMS 刺激 RDLPFC 治疗抑郁症作出了 B 级推荐。近年来，rTMS 对 PSD 患者的治疗作用逐渐受到国内外学者的重视（表 8-2）。早期，针对难治性 PSD 患者，Jorge 等进行了一项临床研究（随机、平行、双盲），观察真伪左侧前额叶高频（10Hz）rTMS 的安全性及其对 PSD 患者的抑郁情绪和神经功能恢复的影响，发现两组治疗后 HAMD 评分有显著差异，与伪刺激组相比，rTMS 真刺激组抑郁症状显著减轻，且患者耐受度较好，两组间的不良反应无差异，提示 rTMS 可能是治疗难治性 PSD 的一种有效和安全的治疗方式。国内关于 rTMS 治疗 PSD 的研究也越来越多，一项荟萃分析结果表明，LDLPFC 高频 rTMS

表 8-2　rTMS 治疗脑卒中后抑郁的临床研究

作者及发表年份	病例数	脑卒中后时间	靶点	治疗参数	线圈类别	不良反应	结果
Frey 等，2020 年	6	2 周至 6 个月	LDLPFC	20Hz；110% RMT；1560 个脉冲，5 次/天，同隔 10~15 分钟，连续 4 天	"8" 字形线圈	无	HAMD 评分显著降低，并持续至 3 个月随访，FIM，mRS 和 NIHSS 评分无统计学差异
Gu 等，2017 年	24	≥6 个月	LDLPFC	10Hz；110% MT；1000 个脉冲，10 次/2 周	"8" 字形线圈	无	rTMS 真刺激组 BDI，HAMD 较伪刺激组及治疗前均显著降低，但运动功能没有改善
Caulfield 等，2017 年	2（左额叶病灶）	32 年，8 个月	RDLPFC	1Hz；1600 个脉冲，5 次/周，30 次	未提及	无	在 30 次 rTMS 治疗后，患者的抑郁症状均改善，且达到了缓解的标准
Jorge 等，2004 年	10	未提及	LDLPFC	10Hz；110% MT；1000 个脉冲，10 次	未提及	刺激部位局部不适，一过性头痛，失眠症状加重，均为轻度	与伪刺激组相比，真刺激组抑郁症状显著改善，不良反应较少且轻微
杨柳等，2014 年	111	未提及	L/RDLPFC	LDLPFC 10Hz，90% MT，1500 个脉冲；RDLPFC 1Hz，90% MT，1000 个脉冲，20 次	"8" 字形线圈	无	无论低频还是高频 rTMS 都能有效改善 PSD 患者的抑郁症状，且疗效基本相当
李宁等，2013 年	60	未提及	RDLPFC	1Hz，90% MT；20 分钟，5 次/周，20 次	圆形线圈	无	在抗抑郁方面，米氮平联合 rTMS 组较米氮平组起效速度快，但治疗结束后两组间的疗效相当；两组治疗方法均对神经功能的康复有积极疗效，但两组治疗 4 周后的 NIHSS，ADL 评分有显著差异

注：BDI，贝克抑郁量表；FIM，功能独立性评测；mRS，改良的 Rankin 量表。

对 PSD 患者的抑郁情绪、神经功能恢复及日常生活能力有显著的正向影响。目前临床上 rTMS 治疗 PSD 常用的模式有：高频（5～20Hz）刺激 LDLPFC，低频（通常为 1Hz）刺激 RDLPFC，但两种治疗模式在 PSD 疗效上是否存在差异，目前尚无定论，也有研究尝试将这两种模式结合起来。

rTMS 可通过产生长时程增强（LTP）和长时程抑制（LTD）影响大脑神经元的可塑性。虽然 rTMS 治疗 PSD 的具体机制尚不完全清楚，但已经提出了几种理论，如其可能与增加 BDNF 的浓度，以及增强大脑皮质和特定神经网络中葡萄糖代谢、神经再生和重塑、调节大脑神经生化作用等有关。

另外，由于 PSD 的高患病率及其对神经康复的影响，已有临床试验研究了针对 PSD 的预防干预措施，包括针对高危人群脑卒中后、PSD 发生之前进行抗抑郁药物或心理社会治疗，但目前尚无统一结论。

（三）脑卒中后抑郁治疗方案选择及有效性探讨

本章介绍了不同 rTMS 方案在两例 PSD 患者中的有效性和安全性，选取的两例 PSD 患者均为缺血性脑卒中后出现持续情绪低落、兴趣减退，且合并相应的躯体症状，药物效果不佳（案例一服用"氟西汀"11 月余；案例二服用"盐酸米安色林"6 月余），治疗前均符合 DSM-5 诊断标准且 HAMD 评分≥20 分。

已有研究表明，LDLPFC 与正性情绪的产生和调节有关，而 RDLPFC 与负性情绪的产生和调节有关。重度抑郁症患者 LDLPFC 葡萄糖代谢率降低，脑血流减少，皮质兴奋性降低，而 RDLPFC 代谢率增加，皮质兴奋性增高。这些进展使研究人员能够通过使用高频 rTMS "正常化" LDLPFC 的活动，并降低 RDLPFC 的活动，从而研究 rTMS 对于抑郁症治疗的潜在用途，或使用低频、抑制性 rTMS 恢复左右半球 DLPFC 活性之间的平衡。与药物作用机制不同，rTMS 可能直接以自上而下的方式在大规模脑网络水平上调节大脑的节律活动，从而影响神经元的放电频率、放电模式和细胞水平的其他过程，例如，rTMS 能够降低抑郁症患者大脑默认网络内过度的功能连接，调节中央执行网络和默认网络之间的功能连接，促进神经元结构的修复和神经环路的重建。相反，药物似乎以自下而上的方式发挥作用，引起突触水平，以及神经元放电频率和模式的变化，最终影响网络活动。案例一患者为左侧基底节区、颞叶脑梗死，案例二患者为右侧基底节区脑梗死，考虑到安全性并结合 rTMS 国际指南，在方案选择上给予案例一 RDLPFC 低频（1Hz）rTMS 治疗，给予案例二 LDLPFC 高频（10Hz）rTMS 治疗。

两例患者的抑郁症状均有所改善，HAMD 评分降低。经过 10 次 rTMS 治疗后，案例一的 HAMD 评分由 20 分降至 11 分，与 Gu 等研究中的刺激频率、位点及主要结局指标结果一致；案例二在经过 10 次 rTMS 治疗后其 HAMD 评分由 20 分降至 11 分，治疗 20 次后 HAMD 降至 8 分，达到了缓解的标准（HAMD 24 项

评分至少降低 50%，且≤11 分），这一结果与 Caulfield 等应用低频（1Hz）rTMS
刺激 RDLPFC 后患者抑郁症状改善一致。同时，经 rTMS 治疗后，两例患者的其
他指标，如 HAMA、MMSE、NIHSS、ADL 评分也有不同程度的改善，表明除了
情绪问题，rTMS 还可以改善 PSD 患者的认知和日常生活能力等，提示脑卒中后
情绪障碍可能影响神经功能恢复，这一结果也进一步证实了我们先前的研究结论：
脑卒中后早期应用抗抑郁药物（如氟西汀）可显著改善患者 3 个月内 NIHSS 评分
及巴氏指数（Barthel index，BI，一种日常生活功能能力评估量表），影响患者的神
经功能恢复。本章案例中两例患者的 rTMS 治疗时间不同，案例一进行了 10 次
rTMS 治疗，案例二进行了 20 次 rTMS 治疗，且均未进行治疗后的随访观察，rTMS
对 PSD 治疗的最佳次数和症状改善的长期效果有待进一步研究。对于双侧 DLPFC
刺激是否具有叠加效应，是否可达到更好的效果，也有待进一步开展大样本的临
床试验去证实。

综上所述，LDLPFC 高频和 RDLPFC 低频 rTMS 均可改善 PSD 患者的抑郁情
绪，促进神经功能的恢复。或许将来应该结合神经影像学手段，探索患者的个体
脑连接改变，从而进行个体化的治疗，以期达到更好的治疗效果。

【主编点评】

本章对 PSD 的临床表现、预后及其机制，尤其是脑网络机制进行了论述，对
PSD 的 rTMS 治疗提供了可能的解决方案。PSD 是临床一个较为普遍的现象，本章
两个案例都有服用抗抑郁药物无效的病史，10～20 天的治疗后，患者抑郁焦虑症状
明显改善，也提示大脑的左、右侧 DLPFC 在调节正负情绪方面起着重要的作用。

（党　鸽　郭　毅）

参 考 文 献

Cai W，Mueller C，Li YJ，et al. 2019. Post stroke depression and risk of stroke recurrence and mortality：a systematic
review and meta-analysis. Ageing Res Rev，50，102-109

Caulfield KA，Bernstein MH，Stern AP，et al. 2017. Antidepressant effect of low-frequency right-sided rTMS in two
patients with left frontal stroke. Brain Stimul，10（1）：150-151

Cui M，Ge H，Zhao H，et al. 2017. Electromagnetic fields for the regulation of neural stem cells. Stem Cells Int，2017，
9898439

Cumming TB，Churilov L，Skoog I，et al. 2010. Little evidence for different phenomenology in poststroke depression.
Acta Psychiatr Scand，121（6）：424-430

De Man-Van Ginkel JM，Hafsteinsdottir TB，Lindeman E，et al. 2015. Clinical manifestation of depression after stroke：
is it different from depression in other patient populations? PLoS One，10（12）：e0144450

Duan X，Yao G，Liu Z，et al. 2018. Mechanisms of transcranial magnetic stimulation treating on post-stroke depression.
Front Hum Neurosci，12：215

Fornito A，Zalesky A，Breakspear M. 2015. The connectomics of brain disorders. Nat Rev Neurosci，16：159-172

Grimm S，Beck J，Schuepbach D，et al. 2008. Imbalance between left and right dorsolateral prefrontal cortex in major depression is linked to negative emotional judgment：an fMRI study in severe major depressive disorder. Biol Psychiatry，63（4）：369-376

Gu SY，Chang MC. 2017. The effects of 10-Hz repetitive transcranial magnetic stimulation on depression in chronic stroke patients. Brain Stimul，10（2）：270-274

Guo Y，He Y，Tang B，et al. 2016. Effect of using fluoxetine at different time windows on neurological functional prognosis after ischemic stroke. Restor Neurol Neurosci，34（2）：177-187

Jones N. 2011. Stroke：disruption of the nNOS-PSD-95 complex is neuroprotective in models of cerebral ischemia. Nat Rev Neurol，7：61

Lefaucheur JP，Aleman A，Baeken C，et al. 2020. Evidence-based guidelines on the therapeutic use of repetitive transcranial magnetic stimulation（rTMS）：an update（2014-2018）. Clin Neurophysiol，131（2）：474-528

Legg LA，Lewis SR，Schofield-Robinson OJ，et al. 2017. Occupational therapy for adults with problems in activities of daily living after stroke. Cochrane Database Syst Rev，7：CD003585

Liston C，Chen AC，Zebley BD，et al. 2014. Default mode network mechanisms of transcranial magnetic stimulation in depression. Biol Psychiatry，76（7）：517-526

Loubinoux I，Kronenberg G，Endres M，et al. 2012. Post-stroke depression：mechanisms，translation and therapy. J Cell Mol Med，16（9）：1961-1969

Mirza SS，Wolters，FJ，Swanson SA，et al. 2016. 10-year trajectories of depressive symptoms and risk of dementia：a population-based study. Lancet Psychiatry，3（7）：628-635

Mitchell PH，Veith RC，Becker KJ，et al. 2009. Brief psychosocial-behavioral intervention with antidepressant reduces poststroke depression significantly more than usual care with antidepressant：living well with stroke：randomized，controlled trial. Stroke，40（9）：3073-3078

Robinson RG，Jorge RE. 2016. Post-stroke depression：a review. Am J Psychiatry，173（3）：221-231

Salter KL，Foley NC，Zhu L，et al. 2013. Prevention of poststroke depression：does prophylactic pharmacotherapy work? J Stroke Cerebrovasc Dis，22（8）：1243-1251

Schutter DJ. 2009. Antidepressant efficacy of high-frequency transcranial magnetic stimulation over the left dorsolateral prefrontal cortex in double-blind sham-controlled designs：a meta-analysis. Psychol Med，39（1）：65-75

Schutter DJ. 2010. Quantitative review of the efficacy of slow-frequency magnetic brain stimulation in major depressive disorder. Psychol Med，40（11）：1789-1795

Tadayonnejad R，Ajilore O. 2014. Brain network dysfunction in late-life depression：a literature review. J Geriatr Psychiatry Neurol，27（1）：5-12

Tang Y，Chen A，Zhu S，et al. 2018. Repetitive transcranial magnetic stimulation for depression after basal ganglia ischaemic stroke：protocol for a multicentre randomised double-blind placebo-controlled trial. BMJ Open，8（2）：e018011

Towfighi A，Ovbiagele B，Elhusseini N，et al. 2017. Poststroke depression：a scientific statement for healthcare professionals from the american heart association/American stroke association. Stroke，48（2）：e30-e43

Trajkova S，D'errico A，Soffietti R，et al. 2019. Use of antidepressants and risk of incident stroke：a systematic review and meta-analysis. Neuroepidemiology，53（3-4）：142-151

Villa RF，Ferrari F，Moretti A. 2018. Post-stroke depression：mechanisms and pharmacological treatment. Pharmacol Ther，184：131-144

Wang SB，Wang YY，Zhang QE，et al. 2018. Cognitive behavioral therapy for post-stroke depression：a meta-analysis. J Affect Disord，235：589-596

第九章　经颅磁刺激对阿尔茨海默病及混合性痴呆的治疗作用

【案例】

案例一

患者，男，65 岁，主因"记忆力下降 3 年"入院。

患者约 3 年前无明显诱因出现记忆力下降，为近期记忆力减退，表现为转身忘记他人与其的说话内容，话语重复，偶有出门找不到回家的路；远期记忆力尚可。曾至外院就诊，予以盐酸美金刚治疗，效果不明显，记忆力减退逐渐加重。为求进一步诊治入院，病程中精神、胃纳、睡眠可，大小便正常，近期体重无明显改变。

患者否认高血压、糖尿病、冠心病等病史；否认肝炎、梅毒、艾滋病、结核等传染病病史；否认外伤、手术、输血史；否认食物、药物过敏史，预防接种史不详；否认遗传病及类似病史；颅内或颅表面无金属异物，未佩戴心脏起搏器，无耳蜗植入物，无颅内压增高，无外伤性颅脑损伤，无抽搐/癫痫病史或家族性癫痫史，无药物/酒精依赖。

一般查体：生命体征平稳，心肺腹未见明显异常。专科查体：神清语利，定向力尚可，记忆力下降，计算力下降（100-7=93，93-7? 回答不能），双侧瞳孔等大等圆（d=3mm）；对光反射灵敏，双侧眼球活动正常，未见眼震；四肢肌张力、肌力、腱反射正常，左下肢病理征可疑阳性，右下肢病理征（－），双侧肢体浅深感觉对称正常；双侧指鼻试验及跟膝胫试验稳准，闭目难立征（－）。

辅助检查：空腹葡萄糖 6.75mmol/L，糖化血红蛋白 6.8%（正常），高密度脂蛋白 0.85mmol/L。血常规、电解质、心肌损伤标志物、肝肾功能、甲状腺功能、血尿酸、尿常规+尿沉渣未见明显异常。心脏彩超显示主动脉硬化，静息状态下未见明显室壁运动异常；心功能正常；双侧颈动脉、椎动脉未见明显异常。心理智能评估：PSQI 为 2 分,显示患者睡眠质量较好;HAMA 提示没有焦虑症状,HAMD 提示没有抑郁症状；MoCA 为 10 分，MMSE 为 20 分，提示存在认知障碍。脑脊液（CSF）中阿尔茨海默病（AD）特征蛋白含量酶联免疫吸附测定（ELISA）显示（表 9-1）：β 淀粉样蛋白 1-42（$A\beta_{1-42}$）392.44pg/ml，β 淀粉样蛋白 1-40（$A\beta_{1-40}$）8748.60pg/ml，$A\beta_{1-42}/A\beta_{1-40}$ 为 0.04，较正常值均下降，提示存在淀粉样病变；磷酸化 tau-181 蛋白 142.93pg/ml，提示神经原纤维缠结，总 tau 蛋白含量升高至 660.55pg/ml，提示存在神经细胞死亡。该病理结果提示患者罹患 AD 的可能性大。MRI+MRA（图 9-1A）显示：①双侧额叶白质少许细小缺血灶，轻度脑萎缩；②轻度脑动脉硬化，右侧胚胎型大脑后动脉，右侧大脑前动脉 A1 段纤细。

　　结合以上资料，该患者最终被诊断为阿尔茨海默病性痴呆。患者就诊前一直服用盐酸美金刚，但改善认知等效果不理想，记忆力逐年减退且病情不可控制地缓慢加重。入院后服用药物不变，经伦理委员会批准、患者同意及 TASS 评估后，给予 rTMS 治疗，并根据患者 MRI 数据利用神经导航定位系统选择个体化治疗位点，治疗参数见表 9-2。第 10 次 rTMS 治疗时开始起效，20 次治疗后，患者主诉大脑清晰，步伐轻松，家属及朋友反映患者记忆力有所好转，重复话语次数减少，主动交谈次数增多，能够回答开放性问题且具有逻辑性。治疗前后神经功能量表评分结果如图 9-2A、B，治疗前 MMSE 为 20 分，MoCA 为 10 分；治疗后 MMSE 为 21 分，总体提高 1 分，MoCA 为 13 分，总体提高 3 分，基于 MoCA 量表显示，患者在延迟记忆、命名、定向力等不同认知域均有所改善，主观评分改善 50%有效。

表 9-1　阿尔茨海默病特征蛋白含量检测

检测方法	检测项目及结果	参考区间
ELISA	$A\beta_{1-42}$ 392.44pg/ml ↓	＜550pg/ml 提示淀粉样病变
		551～650pg/ml 可疑
		≥651pg/ml 正常范围
ELISA	$A\beta_{1-40}$ 8748.60pg/ml ↑	/
ELISA	$A\beta_{1-42}/A\beta_{1-40}$ 0.04 ↓	$A\beta_{1-42}/A\beta_{1-40}$≤0.1 阳性
		$A\beta_{1-42}/A\beta_{1-40}$＞0.1 阴性
ELISA	磷酸化 tau181 蛋白 142.93pg/ml ↑	≤61pg/ml 正常范围
		＞61pg/ml 提示神经原纤维缠结
ELISA	总 tau 蛋白 660.55pg/ml ↑	≤290pg/ml 正常范围
		290～452pg/ml 可疑
		＞452pg/ml 提示神经细胞死亡

注：ELISA，酶联免疫吸附试验。

案例二

患者，男，73 岁，主因"记忆力减退 10 月余"入院。

患者约 10 个月前无明显诱因出现近期记忆力、书写及计算能力减退，不知如何书写，逐渐出现不自主笑且无法自控，5 个月前开始出现口角流涎，整个过程中无头晕头痛、恶心呕吐，无视物模糊、重影，无肢体乏力、抽搐等症状。患者平常精神、胃纳、睡眠尚可，大小便正常，近期体重无明显改变，为求进一步诊治就诊于笔者医院。

患者既往高血压病史 30 余年，收缩压最高 160mmHg；打鼾数年；否认冠心病、糖尿病病史，20 多岁时有肝炎病史，否认梅毒、艾滋病等传染病病史；否认手术、外伤、输血史；否认食物、药物过敏史，预防接种史不详；否认有遗传病及类似病史。

一般查体：生命体征平稳，心肺腹未见明显异常。专科查体：意识清醒，记忆力、计算力减退，定向力尚可，言语较缓慢，构音尚清，双侧瞳孔等大等圆（d=3mm），对光反射灵敏，伸舌居中，无不自主运动，脑膜刺激征（－），四肢腱反射对称引出，双下肢病理征未引出，双侧感觉及共济运动检查正常，四肢肌力 V 级，肌张力正常，周围血管征（－）。

辅助检查：血常规、尿常规、粪便常规、电解质、肝肾功能、胆红素、血糖、血脂、血尿酸、心肌酶、C 反应蛋白、甲功三项、糖化血红蛋白未见异常。心电图：①窦性心律；②正常范围心电图。胸片：心肺膈未见明显异常。颅脑 CT：双侧侧脑室旁脑白质缺血灶，老年脑改变。心理智能评估：MMSE 为 22 分，提示存在认知障碍；MoCA 为 18 分，已有认知功能损害；Hachinski 缺血量表（Hachinski ischemic scale）评分为 5 分，提示为混合性痴呆；HAMA 为 5 分，提示无焦虑症状；HAMD 为 6 分，提示无抑郁症状。心脏彩超：主动脉硬化，升主动脉轻度扩张；三尖瓣少量反流；静息状态下未见明显室壁运动异常；左室舒张功能减低，左室整体收缩功能正常。颈动脉超声：右侧颈总动脉稳定斑块形成。颅脑 MRI+MRA 显示（图 9-1B）：①双侧额顶叶多发小缺血灶，老年脑改变；②左侧大脑前动脉由右侧大脑前动脉 A1 远段分出，脑动脉硬化。颅脑磁共振波谱（MRS）未见明确异常。血液全基因测序：NEDD9 基因外显子存在杂合突变，据报道该基因与 AD 及 PD 易感相关，但其理论上为携带者，应不致病；NOS3 外显子区域发现一处杂合突变，变异类型属于临床意义未明突变，与晚发型 AD 易感相关，若此突变为致病性突变，理论上有可能增加 AD 疾病的患病风险。载脂蛋白 E（apolipoprotein E，ApoE）分型为 ApoE3。

结合以上资料，该患者被诊断为混合性痴呆。住院期间予以降压、抗血小板聚集、稳定斑块、改善循环等治疗。经伦理委员会批准、患者同意及 TASS 评估后，另行 rTMS 治疗改善认知功能，治疗参数为 LDLPFC，10Hz，120%MT，每次 1650 个脉冲，2 次/天，共 20 次（表 9-2）。患者在接受 rTMS 治疗第 5～6 次时起效，表现为主动与治疗师互动并回忆起医生的姓名，语速流畅，断句现象减少，交流能力和效率大大提升。20 次 rTMS 治疗后，患者语句流畅，语速加快，与家人沟通顺利，延迟记忆显著改善。MMSE 评分由 22 分增加至 26 分，MoCA 由 18 分增加至 24 分，基于 MoCA 认知量表显示，患者的延迟记忆、注意力均有所改善（图 9-2 C、D）。

表 9-2 案例一和案例二 rTMS 治疗方案

患者	刺激靶点	刺激强度	刺激频率（Hz）	串刺激时间（秒）	串间歇时间（秒）	每次治疗时间（分钟）	单次总脉冲数（个）	治疗次数
1	LDLPFC	120%RMT	10	1	10	30	1650	20
2	LDLPFC	120%RMT	10	1	10	30	1650	20

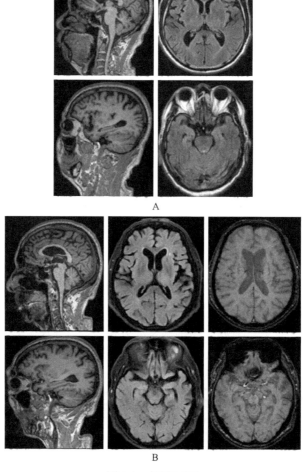

图 9-1 颅脑 MRI

A. 案例一在 T$_1$、T$_2$序列下成像；B. 案例二在 T$_1$、T$_2$ 和 SWI 序列下成像

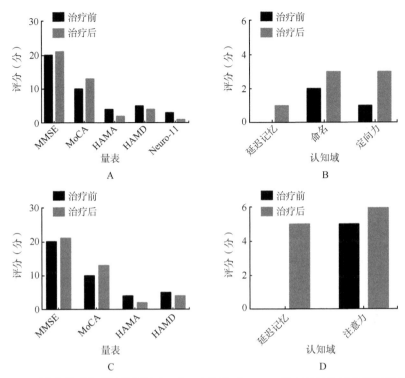

图 9-2 rTMS 治疗前后心理智能评估（A 和 C）及基于 MoCA 量表各认知域分值改变（B 和 D）

A、B. 案例一；C、D. 案例二

【讨论】

（一）阿尔茨海默病及混合性痴呆发病机制

痴呆是一种慢性或进行性综合征，通常指认知功能出现比正常年老过程更为严重的衰退，表现为记忆、思考、定向、理解、计算、学习、语言和判断能力下降，是全世界老年人残疾和依赖他人的主要原因之一。AD 是最为常见的痴呆类型，占 60%～80%，AD 起病隐匿且不断进展恶化，其典型初始症状为轻微的难以辨别的记忆力下降，缓慢加重可导致丧失行为、认知、生存技能等机体全部能力，最终走向死亡，是目前全球痴呆发病率及死亡率高的主要原因。AD 为老年性疾病，90%以上在 60 岁以后发病，且每增加 5 岁发病率呈倍数增长。据 WHO 统计，预计 2050 年全球罹患 AD 人数将达 1.14 亿，这已然成为威胁世界卫生健康的难题。

AD 的发病机制有多种假说，其中最被认可的是 β 淀粉样蛋白（Aβ）瀑布假说，认为 Aβ 在大脑的沉积可能是导致 AD 的根本原因。Aβ 沉积在大脑进而引起下游病理改变如神经原纤维的缠结、重返细胞周期、氧化应激、线粒体功能紊乱等瀑布式反应，造成神经退行性病变，最终引发 AD。除此之外，还有最早被提出的，也是大部分 AD 药物治疗依据的胆碱能假说，更多如线粒体瀑布假说、炎症假说、tau 蛋白假说、新生血管假说及神经营养因子缺乏假说等也相继被提出。

而相比 AD，这种主要由 AD 合并血管性痴呆（vascular dementia，VD）造成的相关损伤又被称为混合性痴呆（mixed dementia，MD），其中 24%～28% 的 AD 患者同时存在血管性病理改变，正如本章案例二，患者存在 AD 高风险因素及血管因素，被诊断为 MD。此类患者既有 AD 病理改变，又合并血管因素，缺乏临床统一标准，复杂的病理改变使之难以被诊断和治疗。虽然 MD 并不能单纯看作 AD 和 VD 的混合，但临床治疗上并无 FDA 批准用于 MD 的药物，积极预防及治疗 AD 和血管性危险因素，防止认知的进一步损伤至关重要。VD 的机制和治疗等在本书第十章有更为详细的阐述，本章不再赘述。

神经病学、电生理及神经影像学等技术的发展，推动了由大脑结构到功能的大尺度研究。因此，越来越多的研究表明，很多神经及精神疾病如 AD 或者精神分裂症等与脑结构和脑功能网络的异常拓扑变化有关，近期研究将 AD 认为是一种认知功能皮质区域"失连接综合征"。其中，后扣带回皮质、楔前叶、侧颞叶皮质、前额中皮质及顶下小叶共同组成的功能相关网络，即默认网络（DMN）最易受攻击，轴突丢失及其完整性降低可影响由后到前连接的局部和全局效率，表明 AD 的认知缺陷延伸超出了主要神经变性受损区域，提示结构的改变潜在地影响了大尺度大脑网络。研究发现，轻度 AD 患者 DMN 后扣带回皮质及前扣带回皮质单元体素区域静息态功能连接减低。AD 症状与临床、生化及组织学标志物的增加有关，但这些精确关联并不一定能解释其发病机制，因此如果将大尺度脑功能网络与微尺度细胞及神经环路相结合，认识到的 AD 现象越多，越有可能将各个部分融合在一起，最终解决 AD 乃至痴呆难题。

（二）阿尔茨海默病治疗进展

由于 AD 的初始症状隐匿，难以与正常生理衰老区分开，使得疾病的早期鉴别诊断及对应药物开发成为难题，目前仅有几种针对其症状进行干预的药物。为了阻止疾病的进展，治疗药物必须干预造成临床症状的病理进程，然而针对上述生物标志物相关病理机制如 Aβ 聚集和神经元细胞内神经原纤维缠结等的药物并不能有效改善认知障碍。临床试验表明，从大脑中清除 Aβ 的药物在疾病的相对晚期阶段并没有成功地延缓智力下降。几十年来，AD 治疗的核心一直围绕在减少靶向 Aβ 多肽级联反应上，然而，尚未有基于此假说的药物可成功减缓 AD 进展。

早期可溶性 Aβ 的清除对减缓或阻止 AD 的进展起决定性作用，而以大尺度脑功能网络连接为理论的早期生物标志物的确定，有助于在早期阶段制定干预的治疗手段，从而阻止病情的不可逆进展。

（三）阿尔茨海默病和混合性痴呆治疗方案选择及有效性探讨

本章介绍了一例药物治疗效果不佳的 AD 患者及一例 MD 患者（不同病因导致认知损伤），我们对两例患者给予相同参数的 rTMS 治疗，以 LDLPFC 为治疗靶点，给予高频（10Hz）rTMS 治疗，每次 1650 个脉冲，每天 2 次，每周 6 天，整个治疗过程共 20 次。治疗过程中患者未出现头痛、头晕、耳鸣、抽搐等不良反应，治疗结束后，患者不同认知域的功能表现出一定程度的改善，且在 1 个月后电话随访时，家人主诉效果维持良好；3 个月随访时案例一患者及家人主诉记忆改善效果稍有减退，逐渐出现重复性话语，但定向力维持良好，暂未出现迷路现象；案例二患者及家人主诉其短期记忆力得以维持，但言语功能减退，语速变慢且长句表述困难。两例患者在接受 rTMS 治疗后服用药物均未变。针对不同病因的认知功能减退，相同参数的 rTMS 刺激表现出了不同的疗效，在各认知域的改善效果及维持时间不尽相同，其中 MD 患者的注意力有所改善，AD 患者的定向力和命名能力得以缓解，两者的在延迟记忆方面表现出不同程度的提升，而 MD 患者的改善效果更为显著。。

1. AD 治疗中 rTMS 的靶点选择

除了对认知控制及执行功能比较重要的额-纹状体网络之外，AD 还会影响与情节记忆功能相关的颞-顶网络。其中，额-纹状体网络包含额上回、尾状核，颞-顶网络包含后扣带回、楔前叶、后皮质、海马及内嗅皮质。对于 rTMS 在 AD 治疗中的靶点选择，多数研究采用高频双侧 DLPFC；既往文献报道的 rTMS 在轻度认知障碍及 AD 中的治疗靶点包括顶叶 P3/P4、后颞叶 T5/T6、楔前叶、Wernicke 左/右侧、顶叶躯体感觉联合皮质（pSAC）、右侧次级前额回、右侧颞叶上回等，治疗后患者的运动性、物体命名准确率明显提高，听觉理解障碍等得到改善，与认知训练相结合能在早期更好地缓解 AD 认知症状，效果可持续数月（表 9-3）。最新循证医学 C 级证据表明，AD 患者尤其是轻度或者早期患者，多位点的 rTMS 联合认知训练可能有效地改善患者的冷漠状态，并提高其认知功能、记忆及语言能力。目前暂未有 rTMS 在 MD 中的相关研究报道。

表 9-3　rTMS 治疗 AD 性痴呆的临床研究

作者及发表年份	病种（例数）	研究方案	刺激靶点	治疗参数	不良反应	结果
Cotelli M 等，2006 年	轻中度疑似 AD（15 例）	左、右侧真刺激，位于顶点的假刺激	L/R DLPFC	20Hz，90% RMT，1200 个脉冲	无	明显提高了患者运动性命名准确率
Cotelli M 等，2008 年	轻度，中重度疑似 AD（各 12 例）	左、右侧真刺激，位于顶点的假刺激	L/R DLPFC	20Hz，90% MT，1000 个脉冲，70mm "8" 字形线圈，MRI 定位导航	无	改善了患者运动性命名和物体命名准确性

续表

作者及 发表年份	病种（例数）	研究方案	刺激靶点	治疗参数	不良 反应	结果
Cotelli M 等， 2011 年	中度 AD （10 例）	随机分组，一组给 予 4 周真刺激； 另一组给予 2 周 安慰剂刺激，加 2 周真刺激	LDLPFC	20Hz，20 次，90% MT， 100%MT，70mm"8" 字形线圈	无	明显改善听觉 句子理解障 碍，效果维持 8 周
Turriziani P 等， 2012 年	健康对照 （100 例）， 轻度认知 障碍（8 例）	4 个随机分组实验	L/R DLPFC	1Hz，90%MT，600 个 脉冲；iTBS，50Hz， 80%MT，600 个脉冲	无	抑制 RDLPFC 可 以调节大脑网 络对侧兴奋 性，增加 MCI 适应能力
Drumond Marra HL 等，2015 年	轻度认知障 碍（34 例）	随机双盲	LDLPFC	10Hz，110%MT，2000 个脉冲，10 次	无	改善逻辑记忆、 数字序列能 力，效果维持 1 个月
Lee J 等，2016 年	轻度认知障 碍（19 例）， 中度 AD（7 例）	随机双盲，安慰 剂对照	双侧 DLPFC	10Hz，110%RMT， 2000 个脉冲，30 次	无	结合认知训练可 在轻度阶段更 好地缓解 AD 认知症状
Rabey JM 等， 2016 年	轻中度 AD （30 例）	4 组患者做不同 的认知训练，同 时刺激认知相 关的感兴趣区 域	左侧 Broca 区，左侧 Wernicke 区，双 侧 DLPFC，双 侧顶叶感觉相 关皮质	10Hz，90%～110% MT，1300 个脉冲， 5 次/周，6 周，"8" 字形线圈	无	结合认知训练 可显著提高 患者认知能 力，并能维持 10 个月
Koch G 等， 2018 年	早期 AD （14 例）	双盲随机，伪刺 激对照	楔前叶	20Hz，100%MT， 1600 个脉冲，2 周， 70mm"8"字形线 圈	无	通过增强大脑 DMN 区楔前 叶和内侧额叶 连通性，改善 记忆障碍
Lin Y 等，2019 年	AD（231 例）	12 组，8 组随机 对照，4 组自身 对照（meta 分 析）	多位点	1～20Hz，单个位点， 多位点	无	改善认知的效 果与联合药 物或者认知 训练无异
Wang X 等， 2020 年	AD（240 例）	10 组，伪刺激、 单靶点、多靶 点分组（meta 分析）	多位点	1～20Hz，不同刺激 次数，单个位点， 多位点	无	10 次以上及多 位点的治疗可 显著提高记忆 能力，20Hz 效果最佳

2. rTMS 治疗 AD 或合并 AD 痴呆的有效潜在机制

rTMS 按刺激频率可分为高频（＞1Hz）刺激和低频（≤1Hz）刺激两种。通常认为，高频 rTMS 对大脑皮质有兴奋作用，低频则有抑制作用。其他治疗参数如刺激部位、强度、时间和总脉冲数量等也会影响治疗效果。现有关于 rTMS 治疗 AD 的研究仅存在循证医学 C 级证据。大多数研究采用高频（10～20Hz）rTMS 改善 AD 患者的认知功能，仅有少数研究观察了 rTMS 对精神症状的影响。刺激部位包括左右侧 DLPFC，该区域对记忆及执行控制功能起重要作用；Broca 区和 Wernicke 区与语言功能有关；额下回（IFG）是情绪与认知控制回路的关键脑区；顶叶躯体感觉联合皮质（pSAC）与空间和地理定向能力有关。

（1）大脑皮质兴奋性及神经可塑性：神经元通过突触相互联系，从而形成神经通路。选择性修饰突触如长时程增强（LTP）和长时程抑制（LTD），可使突触连接增强或减弱，其可塑性使突触可贮存大量信息，被认为是学习和记忆的神经基础。研究表明，rTMS 能够调节神经可塑性，并降低兴奋和抑制信号的不平衡，对于早期 AD 患者的认知水平、记忆和语言方面的改善效果优于中期 AD 患者，且这种效果独立于性别、年龄及体内多奈哌齐的水平而存在。研究认为，高频 rTMS 可以引起兴奋性突触后电位变化，对皮质有兴奋作用，产生 LTP 效应；低频 rTMS 可以引起抑制性突触后电位变化，对皮质有抑制作用，产生 LTD 效应，这可能是 rTMS 在认知障碍中发挥治疗作用的机制之一。

（2）调节神经营养物质和神经递质：神经营养物质如 BDNF 和神经生长因子（NGF）等在生理及病理作用下神经元的修复、分化、生长发育，以及调节神经应答方面起重要作用。高频 rTMS 刺激 LDLPFC 可作为替代方案治疗路易体痴呆（DLB），提示 rTMS 与促进多巴胺的释放相关，能够诱导海马 BDNF 的表达，该表达已被证明可在 AD 中发挥重要的神经保护和促认知作用。研究表明，5Hz rTMS 干预可增加健康鼠和健康人体内的 BDNF 水平；1Hz rTMS 治疗 14 天，可使鼠脑海马体背侧齿状回因注射 Aβ 造成的 BDNF、NGF 和海马区 NMDA 下降的受体水平有所回升，NMDA 受体表达上调，LTP 和空间记忆也有所改善。rTMS 对脑内神经递质有明显持续性影响，可能是其调节脑功能状态的机制之一。

（3）减少 Aβ 的生成：Aβ 是由淀粉样前体蛋白（amyloid precursor protein, APP）分泌酶错误切割形成的一种大小 38～43kDa 的肽，最初以单分子形式（单体）存在，然后聚集成双分子形式（二聚体）和更大的 Aβ 链，最终形成斑块。研究表明，可溶性二聚体可导致谷氨酸释放受阻，使得突触处谷氨酸浓度增加，引起神经元细胞持续过度兴奋。Aβ 的聚集和沉积是 AD 的核心病理过程，可破坏细胞内钙稳态，引起线粒体结构和功能障碍，激活神经胶质细胞，产生促炎性细胞因子，进而产生神经毒性，促使神经元凋亡。一项关于大鼠的研究表明，rTMS 改善 AD 造成的认知和工作记忆损伤，可能是通过扭转 $Aβ_{1-42}$ 斑块沉积造成的 γ 振荡异常而起作用，从而提高皮质的活性和兴奋性。有临床研究显示，连续 2 周给予 RDLPFC 包含 30 次 theta 爆发式刺激（TBS）的 1Hz 刺激，能够显著逆转 *APP23/PS45* 双转基因小鼠的空间学习、记忆功能，以及海马 CA1 区的长时程增强（LTP）作用；同时显著降低前体蛋白（APP）和包括 C99、C98 在内的 C-端碎片，以及海马区 β 位点 APP 裂解酶 1（BACE1）水平，提示低频 TBS 又可能通过降低 Aβ 神经病理损伤，从而无痛并有效地改善 AD 认知和突触功能。

（4）增强脑血流和代谢：近年来，对 AD 患者神经退行性病变的研究日益增多，研究主要围绕脑血流量、局部脑血流量及葡萄糖代谢变化。脑代谢降低可致脑血流量降低，脑血流量降低则进一步加重认知功能损伤，两者可共同导致认知障碍的发生发展。Grant 等发现，高频 rTMS 可增加刺激区域脑血流量，促进葡萄糖代谢，提高神经元兴奋性。Devan 等也发现，rTMS 可以增加脑血流量及脑皮质代谢水平，促进脑功能恢复。

（5）对脑网络失连接的调节作用：一项最新研究发现，在前额叶皮质上以 θ 频率（5Hz）进行有节奏的脑刺激和在后顶叶皮质上以 α 频率（10Hz）进行刺激可以增加视觉工作记忆能力，这种改善是优先考虑目标信息并抑制了注意力分散信息两者共同作用的结果。默认网络（DMN）、中央执行网络（CEN）和突显网络（SN）共同参与执行控制、决策、工作记忆和其他高水平认知活动。近期的研究强调，保护楔前叶（PC）区域不受损伤在降低 AD 早期的记忆损伤中起重要作用，可能涉及大尺度网络如 DMN 连接间中断的机制。研究选取 14 例早期有认知损伤的 AD 患者，进行为期 2 周的随机、对照、双盲实验，高频 rTMS 刺激 PC 区域，能够有选择地显著改善患者情景而非其他记忆区域。进一步机制研究表明，高频 rTMS 刺激患者 PC 区域可使该区域神经活性增强，大脑 β 频段神经振荡增加，DMN 区中间额叶的功能连接得以纠正。Song D 等的研究表明，与伪刺激对照组相比，LDLPFC 20Hz rTMS 可降低健康成年人内侧眶额叶皮质和近膝前扣带回皮质（MOFC/sgACC）熵值，提示在上述大脑区域中信息处理的减少与系统的不规律性，可能是由于 rTMS 增强了自上而下的调节。静息态功能性磁共振成像（fMRI）显示 DLPFC 与其他脑区的功能连接并没有明显改善，提示可能通过功能连接影响到特定信息到其他网络区域的传播。rTMS 可调节熵值，熵值反过来也能用来检测 rTMS 的作用。有研究采用 10Hz 90%～110%阈值 rTMS 作用于双侧 DLPFC、顶叶体感相关皮质及 Broca 和 Wernicke 区域等 6 个皮质位点 6 周，合并认知训练，显著改善了严重受 AD 影响的记忆和语言区域，且各刺激位点之间的效应没有显著差异，提示这种合并治疗方式可以辅助胆碱酯酶抑制剂有效治疗 AD，特别是轻度阶段的 AD。rTMS 也可以用来研究并调控大脑可塑性。研究表明，对于特定模式灰质萎缩的轻度 AD 患者，与顶点位置相比，刺激右侧额上回、右侧颞下回较顶点位置，可显著改善患者情节记忆功能。

3. DLPFC 位点的选择依据

研究表明，DLPFC 是负责意识和思维的大脑网络，高频 rTMS 刺激 DLPFC 可调节腹侧注意网络（VAN）、执行控制网络（ECN）等，对患者记忆及执行控制功能起积极治疗作用，可代偿性改善工作记忆表现及动态神经可塑性；rTMS可能通过对脑网络的调控作用改善 AD 患者的认知功能和情绪，但针对网络相关靶点的选择、精确性及个体化参数的设定等还有待深入研究。

DLPFC 与其他区域存在广泛的连接，是 CEN 中最重要的区域之一，被认为是大脑的重要枢纽。研究证明，不同阶段的 AD 性痴呆患者表现出可能与突触神经可塑性受损相关的 DLPFC 功能障碍。rTMS 刺激双侧 DLPFC 可引起感觉运动网络（sensorimotor network，SMN）与 DMN 区域的活性改变，并改善双相情感障碍相关的认知功能。早期有研究利用 TMS 范例如配对关联刺激（PAS）显示 AD 患者运动皮质神经可塑性缺失，鲜有研究关注 DLPFC 的神经可塑性及其与工作记忆之间的相关性。本章的案例为 rTMS 在痴呆中的有效性增添了新的证据，并为联合高时间分辨率工具如脑电图（EEG）等评估痴呆 DLPFC 神经可塑性提供干预方案。

本章选取了两例临床常见痴呆类型病例，介绍了其在 20 次 rTMS 治疗后不同认知域下各认知能力的改善，为临床治疗 AD 及混合性痴呆提供参考。rTMS 作为一种无创神经调控方法，在改善早期甚至中期 AD 患者认知、其他行为学及精神相关功能方面，甚至对于正常老年人的认知功能，均显示出了很大的治疗潜力。然而，由于试验入组患者有限，缺乏随机及假线圈刺激对照，以及病理改变不同，如轻度 AD 患者大脑灰质不同类型的萎缩等，均可影响非入侵式脑刺激改善认知的表现效果，rTMS 治疗效果所能维持的时间暂未统一，目前认为由数周到最长48 个月不等。

rTMS 对 AD 治疗作用的研究缺乏一致性，现有研究样本量小，效果异质性高，要推广至临床大规模应用仍存在许多局限性：①rTMS 治疗参数不统一，影响治疗效果；②评估方法不统一，不同研究使用多种不同神经心理量表评价疗效；③亟须进一步探索 rTMS 在各认知领域功能的影响及机制。rTMS 是一种有前景的痴呆辅助治疗策略，其个体化、精准化和规范化的应用是未来的研究方向。

【主编点评】

本章重点阐述了 AD 和混合性痴呆的发病机制及大尺度脑网络的变化，从靶点选择、刺激频率等方面详细讨论了 rTMS 治疗痴呆的有效潜在机制。本章的两个案例都属于中度痴呆，患者均从 20 天的 rTMS 治疗中获益，这是现有抗痴呆药物基本达不到的效果。rTMS 治疗痴呆的疗程，以及治疗效果维持的时间是今后值得进一步探索的方向。

（任惠霞　郭　毅）

参 考 文 献

Alzheimer's A. 2016. 2016 Alzheimer's disease facts and figures. Alzheimers Dement, 12（4）: 459-509

Anderkova L, Eliasove I, Marecek R, et al. 2015. Distinct pattern of gray matter atrophy in mild Alzheimer's disease impacts on cognitive outcomes of noninvasive brain stimulation. J Alzheimers Dis, 48（1）: 251-260

Bai W, Liu T, Dou M, et al. 2018. Repetitive Transcranial magnetic stimulation reverses abeta1-42-induced dysfunction in gamma oscillation during working memory. Curr Alzheimer Res, 15（6）: 570-577

Balachandar R, John JP, Saini J, et al. 2015. A study of structural and functional connectivity in early Alzheimer's disease using rest fMRI and diffusion tensor imaging. Int J Geriatr Psychiatry, 30（5）: 497-504

Bates KA, Verdile G, Li QX, et al. 2009. Clearance mechanisms of Alzheimer's amyloid-beta peptide: implications for therapeutic design and diagnostic tests. Mol Psychiatry, 14（5）: 469-486

Collaborators G. 2019. Global, regional, and national burden of Alzheimer's disease and other dementias, 1990-2016: a systematic analysis for the global burden of disease study 2016. Lancet Neurol, 18（1）: 88-106

Cotelli M, Calabria M, Manenti R, et al. 2011. Improved language performance in Alzheimer disease following brain stimulation. J Neurol Neurosurg Psychiatry, 82（7）: 794-797

Cotelli M, Manenti R, Cappa SF, et al. 2006. Effect of transcranial magnetic stimulation on action naming in patients with Alzheimer disease. Arch Neurol, 63（11）: 1602-1604

Cotelli M, Manenti R, Cappa SF, et al. 2008. Transcranial magnetic stimulation improves naming in Alzheimer disease patients at different stages of cognitive decline. Eur J Neurol, 15（12）: 1286-1292

Crous-Bou M, Minguillon C, Gramunt N, et al. 2017. Alzheimer's disease prevention: from risk factors to early intervention. Alzheimers Res Ther, 9（1）: 71

Delbeuck X, Van Der Linden M, Collette F. 2003. Alzheimer's disease as a disconnection syndrome? Neuropsychol Rev, 13（2）79-92

Drumond Marra HL, Myczkowski ML, Maia Memoria C, et al. 2015. Transcranial magnetic stimulation to address mild cognitive impairment in the elderly: a randomized controlled study. Behav Neurol, 2015: 287843

Fang EF, Scheibye-Knudsen M, Jahn HJ, et al. 2015. A research agenda for aging in China in the 21st century. Ageing Res Rev, 24（PtB）: 197-205

Fjell AM, Mcevoy L, Holland D, et al. 2014. What is normal in normal aging? Effects of aging, amyloid and Alzheimer's disease on the cerebral cortex and the hippocampus. Prog Neurobiol, 117: 20-40

Francis PT, Palmer AM, Snape M, et al. 1999. The cholinergic hypothesis of Alzheimer's disease: a review of progress. J Neurol Neurosurg Psychiatry, 66（2）: 137-147

Hardy JA, Higgins GA. 1992. Alzheimer's disease: the amyloid cascade hypothesis. Science, 256（5054）: 184-185

Huang Z, Tan T, Du Y, et al. 2017. Low-frequency repetitive transcranial magnetic stimulation ameliorates cognitive function and synaptic plasticity in APP23/PS45 mouse model of Alzheimer's disease. Front Aging Neurosci, 9: 292

Kazemi R, Rostami R, Khomami S, et al. 2018. Bilateral transcranial magnetic stimulation on DLPFC changes resting state networks and cognitive function in patients with bipolar depression. Front Hum Neurosci, 12: 356

Koch G, Bonni S, Pellicciari MC, et al. 2018. Transcranial magnetic stimulation of the precuneus enhances memory and neural activity in prodromal Alzheimer's disease. Neuroimage, 169: 302-311

Kumar S, Zomorrodi R, Ghazala Z, et al. 2017. Extent of dorsolateral prefrontal cortex plasticity and its association with working memory in patients with Alzheimer disease. JAMA Psychiatry, 74（12）: 1266-1274

Lee J, Choi BH, Oh E, et al. 2016. Treatment of Alzheimer's disease with repetitive transcranial magnetic stimulation combined with cognitive training: a prospective, randomized, double-blind, placebo-controlled study. J Clin Neurol, 12（1）: 57-64

Lin Y, Jiang WJ, Shan PY, et al. 2019. The role of repetitive transcranial magnetic stimulation（rTMS）in the treatment of cognitive impairment in patients with Alzheimer's disease：a systematic review and meta-analysis. J Neurol Sci，398：184-191

Lefaucheur JP，Aleman A，Baeken C，et al. 2020. Corrigendum to evidence-based guidelines on the therapeutic use of repetitive transcranial magnetic stimulation(rTMS)：an update(2014-2018). Clinical Neurophysiology, 131(2020)：474-528

Miranda M，Morici JF，Zanoni MB，et al. 2019. Brain-derived neurotrophic factor：a key molecule for memory in the healthy and the pathological brain. Front Cell Neurosci，13：363

Mudher A，Lovestone S. 2002. Alzheimer's disease-do tauists and baptists finally shake hands? Trends Neurosci, 25(1)：22-26

Muller MB，Toschi N，Kresse AE，et al. 2000. Long-term repetitive transcranial magnetic stimulation increases the expression of brain-derived neurotrophic factor and cholecystokinin mRNA，but not neuropeptide tyrosine mRNA in specific areas of rat brain. Neuropsychopharmacology，23（2）：205-215

Palesi F，Castellazzi G，Casiraghi L，et al. 2016. Exploring patterns of alteration in Alzheimer's disease brain networks：a combined structural and functional connectomics analysis. Front Neurosci，10：380

Po-Yi. Tsai，Wang-Sheng Lin，Kun-Ting Tsai，et al. 2020. High-frequency versus theta burst transcranial magnetic stimulation for the treatment of poststroke cognitive impairment in humans. J Psychiatry Neurosci，45（4）：262-270

Rabey JM，Dobronevsky E. 2016. Repetitive transcranial magnetic stimulation（rTMS）combined with cognitive training is a safe and effective modality for the treatment of Alzheimer's disease：clinical experience. J Neural Transm（Vienna），123（12）：1449-1455

Rutherford G，Lithgow B，Moussavi Z. 2015. Short and long-term effects of rTMS treatment on Alzheimer's disease at different stages：a pilot study. J Exp Neurosci，9：43-51

Sauseng P，Liesefeld HR. 2020. Cognitive control：brain oscillations coordinate human working memory. Curr Biol，30（9）：R405-R407

Song D，Chang D，Zhang J，et al. 2018. Reduced brain entropy by repetitive transcranial magnetic stimulation on the left dorsolateral prefrontal cortex in healthy young adults. Brain Imaging Behav，13（2）：421-429

Swerdlow RH. 2007. Pathogenesis of Alzheimer's disease. Clin Interv Aging，2（3）：347-359

Trebbastoni A，Pichiorri F，D'antonio F，et al. 2015. Altered cortical synaptic plasticity in response to 5-Hz repetitive transcranial magnetic stimulation as a new electrophysiological finding in amnestic mild cognitive impairment converting to Alzheimer's disease：results from a 4-year prospective cohort study. Front Aging Neurosci，7：253

Turriziani P，Smirni D，Zappala G，et al. 2012. Enhancing memory performance with rTMS in healthy subjects and individuals with mild cognitive impairment：the role of the right dorsolateral prefrontal cortex. Front Hum Neurosci，6：62

Vacas SM，Stella F，Loureiro JC，et al. 2019. Noninvasive brain stimulation for behavioural and psychological symptoms of dementia：a systematic review and meta-analysis. Int J Geriatr Psychiatry，34（9）：1336-1345

Wang HY，Crupi D，Liu J，et al. 2011. Repetitive transcranial magnetic stimulation enhances BDNF-TrkB signaling in both brain and lymphocyte. J Neurosci，31（30）：11044-11054

Wang X，Mao Z，Ling Z，et al. 2020. Repetitive transcranial magnetic stimulation for cognitive impairment in Alzheimer's disease：a meta-analysis of randomized controlled trials. J Neurol，267（3）：791-801

Wolters FJ，Ikram MA. 2019. Epidemiology of vascular dementia. Arterioscler Thromb Vasc Biol，39(8): 1542-1549

Yiannopoulou KG，Papageorgiou SG. 2020. Current and future treatments in Alzheimer disease：an update. J Cent Nerv Syst Dis，12：1179573520907397

Yulug B，Hanoglu L，Khanmammadov E，et al. 2018. Beyond the therapeutic effect of rTMS in Alzheimer's disease：a possible neuroprotective role of hippocampal BDNF?：a minireview. Mini Rev Med Chem，18（17）：1479-1485

Zhao J，Li Z，Cong Y，et al. 2017. Repetitive transcranial magnetic stimulation improves cognitive function of Alzheimer's disease patients. Oncotarget，8（20）：33864-33871

第十章　经颅磁刺激对血管性认知障碍的治疗作用

【案例】

案例一

患者，女，70岁，主因"反应迟钝、记忆力下降1年余"入院。

患者1年多前无明显诱因出现反应迟钝、记忆力下降，表现为不记得近期发生的事情，物品放置后忘记位置，喜欢藏匿东西；对任何事情提不起兴趣，学习能力下降，语言交流明显减少，社交活动减少；生活尚能自理，能独立完成洗澡、做饭、买菜等日常活动；无性格及人格改变，无视幻觉，无抑制行为，无精神症状，无走失史。未曾至外院就诊且未服药治疗。为求诊治来笔者医院门诊就诊，以"轻度认知损害"收入神经内科。患者起病以来，精神、食欲、睡眠尚可，大小便正常，近期体重无明显下降。

患者既往有糖尿病病史1年，平素规律服用二甲双胍降糖治疗，平时未检测血糖。否认高血压、冠心病等其他慢性病病史；否认梅毒、肝炎、结核、艾滋病等传染病病史；既往有胰腺炎手术史，否认其他手术、外伤、输血史；否认食物、药物过敏史；否认吸烟、饮酒嗜好。52岁绝经。

一般查体：生命体征平稳，心肺腹未见明显异常。专科查体：神清语利，对答切题，时间、空间定向力正常，瞬时记忆力减退，计算力下降（100−7=？），双侧瞳孔等大等圆（d=3mm），对光反射灵敏，眼球活动到位，双眼眼震（−），双侧鼻唇沟对称，伸舌居中，颈无抵抗，四肢肌力Ⅴ级，肌张力正常，双侧病理征（−），克氏征（−），感觉检查正常，指鼻试验及跟膝胫试验稳准，闭目难立征（−）。

辅助检查：全血细胞计数、肝肾功能、甲状腺功能、同型半胱氨酸、血脂、心肌酶、血糖、血电解质未见异常。尿酸升高（465μmol/L）。诱发电位P300：不能准确完成作业，靶刺激反应时间延长；躯体感觉诱发电位（SEP）正常，上下肢运动诱发电位（MEP）及中枢运动传导时间（CMCT）正常。颅脑MRI示双侧大脑半球、脑桥多发缺血灶，脑白质疏松，脑小血管病，Fazekas 3级，脑萎缩；颅脑MRA示大脑动脉轻度硬化；颅脑MRS示后扣带回为感兴趣区，谱线显示后扣带回NAA峰=102，Cr峰=60.1，Cho峰=47.7（图10-1A）。心脏超声：射血分数（EF）62%，主动脉硬化，二尖瓣少量反流，静息状态下未见明显室壁运动异常，左室舒张功能减低，左室整体收缩功能正常。经颅多普勒超声（TCD）探及血管未见明显异常。颈动脉超声：右侧颈动脉分叉部粥样硬化斑块形成，未见明显管腔狭窄；左侧颈动脉未见异常声像；双侧椎动脉未见异常声像。双下肢动静脉超声：双下肢动脉未见明显异常声像，双侧小腿浅静脉曲张。脑电图未见明显异常。精神心理评估量表：Neuro 11 为 12 分，受试者有神经症可能；PSQI 示睡眠质量较好；HAMA 为 5 分，提示无焦虑症状；HAMD 为 9 分，提示可能有极轻的抑郁症状；MMSE 为 23 分，提示存在认知功能障碍；MoCA 为 12 分（教育程度：高中学历）。患者已有认知功能障碍，结合患者既往史、认知功能下降明显、颅脑磁共振及认知量表评估结果，诊断为血管性认知障碍、脑小血管病，Fazekas 3 级，2 型糖尿病，右侧颈动脉粥样硬化斑形成，高尿酸血症。

　　患者入院后接受抗胆碱酯酶药物及脑血管病药物治疗，她希望能够尝试另一种方法。经伦理委员会批准、患者同意及 TASS 评估后，我们对该患者进行了 rTMS 治疗。首先测量 RMT，随后根据阈值大小调节刺激强度，并将"8"字形线圈放置于患者 LDLPFC 区域，予以高频 rTMS 刺激，每次治疗 30 分钟，共 1640 个脉冲，具体参数见表 10-1。每天治疗 3 次，经过 21 次治疗后，家属发现患者症状开始有好转，治疗 50 次后症状进一步改善，主要表现为反应迟钝改善，瞬时记忆力有所增强。治疗结束后对患者进行客观行为及主观评价量表评估，Neuro 11 由 12 分降至 3 分，HAMD 由 9 分降至 7 分，HAMA 由 5 分降至 4 分，MMSE 由 23 分升至 25 分，MoCA 由 12 分升至 15 分，ADL 由 26 分降至 24 分（图 10-2A）。患者及家属主观评价为有效。整个治疗过程中患者未诉头痛、头晕、耳鸣、抽搐等不良反应。

案例二

　　患者，男，80 岁，主因"反应迟钝、情绪低落伴精神行为异常 5 年余"入院。

　　患者 5 年前脑梗死后出现反应迟钝、记忆力及智力下降，表现为不记得家人的名字，学习能力、执行能力变差，逐渐出现日常活动（如刷牙等）次序颠倒，回答问题逻辑混乱，生活不能自理；情绪低落，言语减少，拒绝与人沟通，精神状态变差，性格回避、孤僻，表情淡漠，无头晕、头痛，无恶心、呕吐，无视物模糊、复视，无饮水呛咳、吞咽困难，无肢体抽搐、意识障碍。多次于外院就诊，接受多种改善认知及情绪等的治疗未见明显好转。现为进一步诊治，收入笔者医院神经内科。患者自发病以来，精神淡漠，食欲下降、睡眠增多，大便正常，小便次数较多，近期体重下降 3kg。

　　患者既往患脑梗死，之后遗留右侧肢体乏力，右上肢欠灵活，言语稍欠清，需长期坐轮椅。家属诉自脑梗死以后，患者精神、认知及情绪状态每况愈下，生活不能自理，长期需妻子照料。另外，患者有心动过缓、睡眠呼吸暂停综合征病史，长期服用"阿司匹林、阿托伐他汀钙片、胺碘酮、曲美他嗪"治疗。否认高血压、糖尿病、冠心病等病史；否认梅毒、肝炎、结核、细菌性痢疾、艾滋病等传染病病史；否认手术、外伤、输血史；对头孢类药物过敏，否认其余食物、药物过敏史。患者生于北京，既往长期居住于陕西，现居住于深圳；无疫区居住、接触史；无毒物、粉尘及放射性物质接触史；无冶游及性病史；无吸烟、饮酒史；无家族史。患者大学本科学历，退休前为书画家、摄影家，任职于广东省美术书画协会，2013 年患脑梗死前仍能正常作画及摄影，发病后未再拿起画笔及相机。患者育有一子。

　　一般查体：生命体征平稳，心肺腹未见明显异常。专科查体：神情淡漠，言语欠清，反应迟钝，仅可简单对答，人物定向力可，时间、空间定向力下降，计算力下降（100–7=？），双侧瞳孔等大等圆（d=3mm），对光反射灵敏，双眼眼震（－），左右鼻唇沟对称，伸舌居中，颈无抵抗，左侧肢体肌力Ⅴ级，右上肢肌力Ⅴ–级，右下肢肌力Ⅳ级，右上肢 Hoffmann 征（＋）、Rossolimo 征（＋），双上肢掌颌反射（＋），余病理征（－），克氏征（－），感觉检查欠配合，双上肢指鼻试验稳准，双下肢跟膝胫试验尚稳准，闭目难立征欠配合。

　　辅助检查：全血细胞计数、肝肾功能、甲状腺功能、血糖、心肌酶、血脂、尿酸、血电解质检查均正常。心脏超声：EF 69%，主动脉硬化，升主动脉扩张；左房扩大，左室壁临界增厚；静息状态下未见明显室壁运动异常；左室舒张功能减低（Ⅰ级），左室整体收缩功能正常。颈动脉及椎动脉超声：左侧颈内动脉粥样硬化斑块形成，未见明显管腔狭窄；右侧颈动脉未见明显异常声像，双侧椎动脉未见明显异常声像。双下肢动静脉超声：双下肢动脉粥样硬化斑块形成，未见明显狭窄；双下肢深静脉未见明显异常声像。颅脑 MRI+MRA：①双侧额顶叶深部白质、放射冠区多发缺血、腔梗灶；②老年脑，MRA 符合轻微脑动脉硬化改变（图 10-1B）。精神心理评估量表：HAMA 为 14 分，明确有焦虑症状；HAMD 为 18 分，有轻微抑郁症状；MMSE 为 13 分，有痴呆表现；MoCA 为 7 分，有明显认知损害；Neuro 11 为 25 分。结合临床表现及辅助检查结果，诊断为血管性认知障碍，脑梗死后遗症，脑卒中后抑郁，脑小血管病，Fazekas 3 级，多发外周动脉粥样硬化斑块形成，2 型糖尿病，睡眠呼吸暂停综合征。

　　入院后患者继续服用脑卒中预防药物（阿司匹林+他汀类药物），合用抗胆碱酯酶药物（美金刚）及改善情绪的药物（西酞普兰）。家属反映服用西酞普兰和美金刚后患者精神状态变差，睡眠增多，该患者最终拒绝继续服药并希望尝试其他治疗方案。经伦理委员会批准、患者同意及 TASS 评估后，我们对该患者进行了 rTMS 治疗。首先测量 RMT，随后根据阈值大小调节刺激强度，将"8"字形线圈放置于患者 LDLPFC 给予高频 rTMS 刺激，每次治疗 30 分钟，共 1500 个脉冲。每天治疗 1 次，经 26 次治疗后，患者精神、表情、语言各方面均改善明显。治疗结束后再次对患者进行评估，HAMA 由 14 分降为 10 分，提示患者仍可能存在焦虑症状；HAMD

由 18 分降至 13 分，可能有轻度抑郁症状；MMSE 由 13 分升至 18 分；MoCA 由 7 分升至 14 分（图 10-2B）；Neuro 11 由 25 分降至 13 分。治疗过程中患者再次执笔作画，随着 rTMS 治疗次数的增多，患者的画作由开始时的笔风简单逐渐过渡到复杂（图 10-3）。整个治疗过程中患者未诉头痛、头晕、耳鸣、抽搐等不良反应。

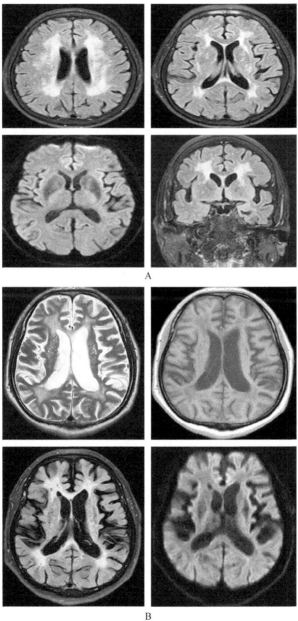

图 10-1　颅脑 MRI

A. 案例一；B. 案例二

表 10-1 案例一和案例二 rTMS 治疗方案

患者	刺激靶点	刺激强度	刺激频率（Hz）	串刺激时间（秒）	串间歇时间（秒）	每次治疗时间（分钟）	单次总脉冲数（个）	治疗次数
1	LDLPFC	90%RMT	10	1	10	30	1640	30
2	LDLPFC	100%RMT	10	1	10	30	1500	26

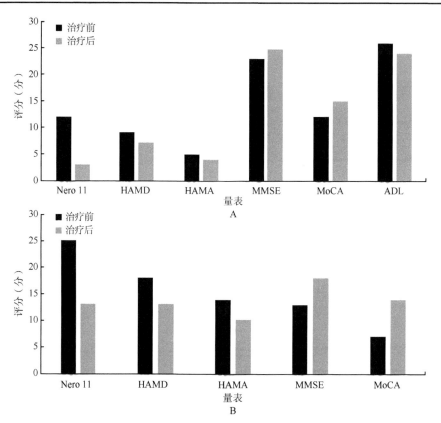

图 10-2 案例一和案例二治疗前后精神心理评估量表评分

A. 案例一；B. 案例二

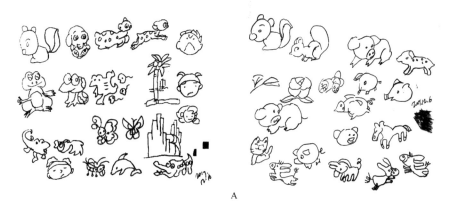

A

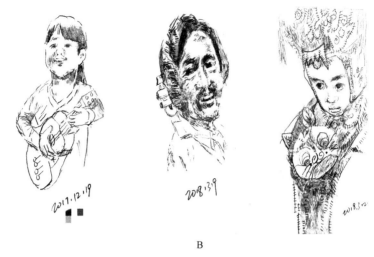

图 10-3　案例二治疗前后画作对比

A. 治疗前；B. 治疗后

【讨论】

（一）血管性认知障碍及其发病机制

血管性认知障碍（vascular cognitive impairment，VCI）是指脑血管病危险因素（如高血压、糖尿病和高脂血症等）、明显（如脑梗死和脑出血等）或不明显的脑血管病（如白质疏松和慢性脑缺血）引起的，包含轻度认知障碍到痴呆的一大类综合征，涵盖了血管性认知损害从轻到重的整个发病过程。VCI 的概念是在血管性痴呆（VD）概念的基础上提出的，旨在及早发现血管病变导致的认知变化，进行早期干预，以延缓甚至阻止痴呆的发生。VCI 涵盖所有与血管因素相关的认知损害，可单独发生或与阿尔茨海默病（AD）合并存在。VCI 已经成为仅次于 AD 的导致老年痴呆的第二大病因，长期以来受到广泛关注。

VCI 的发病机制一般认为是脑血管病或其危险因素引起的病变涉及额叶、颞叶及边缘系统，或病变损害了足够容量的脑组织，导致记忆力、注意力、执行功能和言语等高级认知功能的受损。VCI 的认知改变，被认为是构成社会行为及认知和执行皮质功能的额叶-皮质下环路中断的结果。若累及纹状体、苍白球或丘脑的腔隙，以及脑室周围或深层白质病变，可使前额叶-皮质下环路中断，导致各种神经精神症状。前额叶-皮质下回背外侧环路的中断导致执行功能障碍，眶额叶-皮质下环路的损害导致不受抑制的行为、个性改变和情绪不稳定，而动机减退、冷漠、无精打采甚至无能为力的沉默是由前扣带回回路的损害引起的。

VCI 临床表现具有明显的异质性，可分为：①按起病方式可有急性或突然起病，如多发脑梗死性、关键部分梗死或颅内出血所致认知障碍；慢性或隐匿起病，如脑小血管病所致认知障碍。②按认知损害程度可分为非痴呆性血管性认知障碍（VCIND）和 VD。VCIND 的严重程度尚未达到现行痴呆的诊断标准，常见于已有认知功能损害的脑血管病患者或未发生脑卒中事件但具有脑血管病危险因素者，主要表现为记忆力下降，抽象思维、判断力受损，常有个性改变，复杂的工具性日常能力可能有轻微损害，但日常生活能力基本不受影响。VD 已达到痴呆诊断标准，主要表现为执行功能受损显著，常有近记忆力和计算力受损，个性改变显著，如抑郁、淡漠、少语等。本章的两个案例中，案例一符合 VCIND 诊断，案例二符合 VD 诊断。

（二）血管性认知障碍治疗进展

VCI 患者的脑皮质、海马和纹状体等部位存在乙酰胆碱通路的破坏、乙酰胆碱含量减少和活性下降等，这些为胆碱酯酶抑制剂治疗 VCI 提供了理论基础。盐酸多奈哌齐可特异性抑制脑内乙酰胆碱的降解，提高中枢神经系统，尤其是皮质和基底节等部位的乙酰胆碱浓度，已被批准用于阿尔茨海默病的治疗。其他药物，如重酒石酸卡巴拉汀、尼莫地平、吡拉西坦、石杉碱甲、尼麦角林、长春西汀等，虽然多年来被应用于血管性认知功能障碍的治疗，但目前为止国内外仍无充分的证据证明这类药物有效。总的来说，目前 VCI 的药物治疗仍未取得实质性进展。

rTMS 是一项无创、无痛的体外神经调控技术，已被美国 FDA 批准用于治疗难治性抑郁症，目前已广泛应用于治疗神经及精神类疾病，如阿尔茨海默病、VD 等。rTMS 脉冲序列可产生持续的抑制或增强皮质兴奋性作用，通过改变刺激的频率、强度、位置及刺激的次数，可以控制产生治疗效果的大小和作用方向。刺激频率大于 1Hz 则表现出兴奋作用，而小于 1Hz 则表现出抑制作用。这种兴奋或者抑制，不仅表现在刺激的局部区域，神经网络的其他部位也受影响，如皮质–海马环路、皮质–皮质环路等，rTMS 还能通过神经网络传递到相关的远隔皮质，实现皮质功能重建。rTMS 产生的生物学效应即使在刺激停止后仍可持续一段时间，提示 rTMS 对脑皮质网络系统具有重塑作用，这也是 rTMS 改善机体认知功能的重要机制之一。另外，rTMS 还可通过调节离子通道的功能状态、增加 NMDA 受体功能及调整多巴胺和胆碱能系统的平衡来达到调节皮质神经网络兴奋性的作用。另外，rTMS 还可通过诱导特定蛋白或者神经生长因子的表达，增加皮质神经元突触的可塑性，增加局部血供及代谢，以及刺激大脑的代偿机制等各大调节途径，达到调节皮质神经网络兴奋性的目的。

研究发现，rTMS 可改善 VCI 患者的命名能力、学习能力、句子理解力、记忆能力等。不同研究使用的 rTMS 频率（高频或低频）、刺激部位（左侧、右侧或双侧 DLPFC，额下回，颞上回等）、评估量表不尽相同。目前关于 rTMS 治疗 VCI 的方案选择不尽一致，患者的年龄、受教育程度、痴呆类型、脑萎缩严重程度等可能影响 rTMS 的作用。DLPFC 是 rTMS 治疗的常见靶点。2015 年的一项荟萃分析显示，根据不同 rTMS 治疗模式下的认知障碍改善的情况进行分组，发现右侧和双侧 DLPFC 疗效更好。但另外两项大规模的随机对照试验显示高频 rTMS 对 LDLPFC 具有更好的效果。除 DLPFC 外，其他区域如右额下回、右颞上回和顶叶皮质均为可选择的治疗靶点，但仍需要更多高质量随机对照试验来验证。目前对于治疗频率的选择，高频刺激更受青睐。2018 年的一项荟萃分析表明，高频 rTMS 对老年认知障碍有治疗作用。Rektorova 等报道称高频 rTMS 对认知功能有更好的效果，定位于 LDLPFC 上的高频刺激可改善患者的执行功能，并推断其中的机制可能是由于脑（多巴胺）和/或脑干（去甲肾上腺素和血清素）中的单胺能神经元间接激活。对于选择低频刺激的研究，陈卓等于 2018 年做的一项荟萃分析纳入了 6 项 RCT 的低频 rTMS 治疗 VCIND 的研究，提示低频 rTMS 可在一定程度上改善 VCIND 患者的认知功能，提高患者的自我生活能力。具体的荟萃分析见表 10-2。

表 10-2　TMS 治疗血管性认知障碍的临床研究

作者及发表年份	刺激靶点	刺激频率（Hz）	强度（%RMT）	线圈类别	不良反应	结果
Rektorova I 等，2005 年	LDLPFC	10	80～120	"8" 字形线圈	无	认识能力提高
Kim BR 等，2010 年	LDLPFC	1	80	"8" 字形线圈	无	患者认知及抑郁情况改善
Bentwich 等，2011 年	双侧 DLPFC	10	80	C/S/H 线圈	无	数字逻辑能力改善
Livia D 等，2015 年	R+L DLPFC	5	100	"8" 字形线圈	无	听觉及命名能力改善
王莉等，2016 年	LDLPFC	0.5	80	"8" 字形线圈	无	认知及理解能力改善
Cheng C 等，2018 年	LDLPFC	8	80	"8" 字形线圈	无	结合认知训练、认知状态改善

（三）血管性认知障碍治疗方案选择及有效性探讨

本部分介绍了两例 VCI 患者高频 rTMS 刺激 LDLPFC 治疗的有效性及安全性。两例患者的发病机制、临床表现及治疗方案略有不同。发病机制方面，案例一既往无急性脑卒中病史，存在 2 型糖尿病这一高危血管因素，颅脑 MRI 显示有较严重的脑白质病变及多发性腔隙性改变，临床表现为认知功能减退，但日常生活能力基本不受影响，生活能自理，未达到痴呆诊断标准。案例二经历过 1 次急性脑血管病事件后出现认知、情感、精神等多方面功能的下降，颅内 MRI 显示有多发脑白质病变，大血管陈旧性脑卒中及小血管病变交织存在。根据临床及辅助检查诊断为 VD 合并脑卒中后抑郁。

治疗方案选择方面，两个案例均采用 LDLPFC 的高频刺激，且均取得积极的治疗效果。DLPFC 主要与情绪障碍有关，国际指南也对低频刺激 DLPFC 以改善帕金森病患者伴发的抑郁症状作出了 B 级推荐，并且其对改善认知及行为也有治疗作用。本部分两个案例除了比较突出的认知功能受损外，还合并情感障碍，这一点在案例二尤为明显。综合患者的整体病情，我们选择能兼顾情感及认知的 DLPFC 并结合高频治疗的方案。至于其他的推荐方案，如 RDLPFC 或者双侧 DLPFC、顶叶或颞上回等，均在不同的文献中有报道，在目前没有统一循证的治疗方案前，需结合具体情况做出选择。

治疗效果方面，随着治疗的进行，案例一在治疗第 21 次后瞬时记忆、主动性方面有所改善；案例二在连续治疗 26 次后情绪、言语、主动性、执行功能等有所改善，说明一定数量脉冲数的积累可能使 rTMS 产生持续的神经重塑作用，具体机制还有待进一步研究。

综上所述，VCI 是一种临床综合征，包含由脑血管疾病引起的广泛认知障碍，目前主要为预防性干预，药物治疗方面尚未有明确有效的方案，rTMS 产生治疗效果的原因可能与其调节大脑皮质局部及相关联的神经网络的兴奋性，进而平衡多巴胺及乙酰胆碱水平相关。在此背景下，VCI 患者脑网络特征可能成为未来诊断及预测药物或 rTMS 疗效的重要指标，希望未来我们可以通过静息态脑电图（EEG）或 TMS 联合脑电图（TMS-EEG）来实现这一目标。

【主编点评】

本章两例患者均有血管性危险因素、明显（脑梗死）或不明显的脑血管病（白质疏松和慢性缺血），以及生活能力下降的临床表现，符合 VCI 的诊断。VCI 患者有大脑的结构性损害，即大脑环路完整性受损。这类患者病情往往较 AD 患者进展快，现有应用于 VCI 的药物在疗效方面存在争议。本章着重讨论了 VCI 的 rTMS 治疗靶点及治疗频率。两例患者均为 rTMS 治疗后 20～30 次起效，案例一每天治疗 3 次，7 天起效；案例二每天治疗 1 次，26 天起效，这些效果都超过了现有的药物。

（黄　莹　郭　毅）

参 考 文 献

陈卓，李颖，郝赤子，等.2018. 重复经颅磁刺激治疗非痴呆性血管性认知障碍的 Meta 分析. 武汉大学学报（医学版），39：333-339

Ahmed MA, Darwish ES, Khedr EM, et al. 2012. Effects of low versus high frequencies of repetitive transcranial magnetic stimulation on cognitive function and cortical excitability in Alzheimer's dementia. J Neurol, 259（1）: 83-92

Cheng PWW SM, Lee KY, et al. 2017. Effects of repetitive transcranial magnetic stimulation on improvement of cognition in elderly patients with cognitive impairment: a systematic review and meta-analysis. International Journal of

Geriatric Psychiatry, 63（1）: 1602-1604

Cotelli M, Manenti R, Cappa SF, et al. 2006. Effect of transcranial magnetic stimulation on action naming in patients with Alzheimer disease. Arch Neurol, 63（11）: 1602-1604

Jean-Pascal Lefaucheur, Nathalie André-Obadia, Andrea Antal, et al.2014. Evidence-based guidelines on the therapeutic use of repetitive transcranial magnetic stimulation. Clinical Neurophysiology, 125（11）: 2150-2206

Lefaucheur JP, Aleman A, Baeken C, et al. 2020. Corrigendum to evidence-based guidelines on the therapeutic use of repetitive transcranial magnetic stimulation(rTMS): an update(2014-2018). Clinical Neurophysiology, 131(2020): 474-528

Levine DA, Langa KM. 2011. Vascular cognitive impairment: disease mechanisms and therapeutic implications. Neurotherapeutics, 8（3）: 361-373

Liao X, Li G, Wang A, et al. 2015. Repetitive transcranial magnetic stimulation as an alternative therapy for cognitive impairment in Alzheimer's disease: a meta-analysis. Journal of Alzheimers Disease, 48（2）: 463-472

Livia DMH, Luiz MM, Cludia MM, et al. 2015. Transcranial magnetic stimulation to address mild cognitive impairment in the elderly: a randomized controlled study. Behavioural Neurology: 8-11

Pennisi G, Ferri R, Cantone M, et al. 2011. A review of transcranial magnetic stimulation in vascular dementia. Dement Geriatr Cogn Disord, 31（1）: 71-80

Rektorova IMS, Bares M. 2005. Cognitive functioning after repetitive transcranial magnetic stimulation in patients with cerebrovascular disease without dementia: a pilot study of seven patients. Journal of the Neurological Ences, 20（6）: 338-344

Rom NGC, Wilkinson DG, Doody RS, et al. 2005. Donepezil in vascular dementia: combined analysis of two large-scale clinical trials. Dementia & Geriatric Cognitive Disorders, 20（6）: 338

Wu Y, Xu W, Liu X, et al. 2015. Adjunctive treatment with high frequency repetitive transcranial magnetic stimulation for the behavioral and psychological symptoms of patients with Alzheimer's disease: a randomized, double-blind, sham-controlled study. Shanghai Arch Psychiatry, 27（5）: 280-288

第十一章　经颅磁刺激对帕金森病的治疗作用

【案例】

案例一

患者，男，70岁，主因"运动迟缓伴肢体不自主抖动1年"入院。

患者1年前无明显诱因开始自觉行走沉重感，起步稍困难，轻微乏力，伴左手静止性不自主抖动，至外院就诊，诊断为"焦虑抑郁状态"，予以口服"丁螺环酮片（奇比特）2.5mg 7am、11am，曲唑酮25mg qd"治疗后症状未见明显好转；继续缓慢加重，行走起步困难，逐渐出现精细活动能力下降，穿衣、系纽扣困难，左手不自主抖动频率增加，3个月前开始出现右手不自主抖动，行走起步困难明显，步态缓慢，伴有夜间流涎，为求进一步诊治就诊于笔者医院神经内科。自起病来，患者精神、胃纳尚可，睡眠较差，夜间小便次数多，近期体重无明显改变。

患者患快速眼动睡眠行为障碍5年，嗅觉减退4年，便秘3年。否认高血压、糖尿病、冠心病等病史；否认结核、肝炎、艾滋病等传染病病史；否认手术、外伤、输血史；否认食物、药物过敏史；否认酗酒、抽烟史；否认农药及重金属接触史。

一般查体：生命体征平稳，心肺腹未见明显异常。专科查体：神清语利，定向力、记忆力及计算力正常；面具脸，双侧瞳孔等大等圆（d=3mm），对光反射灵敏，眼球活动正常，双眼向右凝视可见快速水平眼震；鼻唇沟对称，伸舌居中，咽反射正常；颈无抵抗，四肢肌张力增高，肌力正常；病理征（–），克氏征（–），感觉检查正常，指鼻试验、跟膝胫试验稳准，闭目难立征（–），起步稍困难，小碎步，行走时头颈及躯体前倾、双上肢摆动减少。

辅助检查：肝肾功能、血电解质、心肌酶、血脂、血糖、血尿酸、肿瘤系列筛查、风湿免疫筛查未见明显异常。颅脑MRI+MRA、心脏彩超、腹部彩超、24小时动态血压监测未见明显异常，直立倾斜实验（–）。64导脑电图：后头部α频率减慢，调节、调幅不佳。Neuro 11提示受试者没有神经症（9分），HAMD提示其可能有极轻的抑郁症状（11分），HAMA提示其可能有焦虑（12分），PSQI提示患者睡眠质量较差（8分），MoCA提示患者已有认知功能损害（24分，初中学历）。结合患者临床表现及相关辅助检查，诊断为帕金森病（PD）。

该患者在入院前服用"雷沙吉兰1mg qd，普拉克索0.75mg qd"，症状控制不佳。rTMS 作为一种无创神经调控技术，已被应用于 PD 的治疗，国际指南也对高频刺激双侧 M1 区以改善 PD 患者运动症状作出了 B 级推荐。经伦理委员会批准、患者同意及 TASS 评估后，我们对该患者进行了 rTMS 治疗。首先以拇短展肌为靶肌，测量患者的 RMT，随后根据阈值大小调节刺激强度，将圆形线圈先后放置于患者左、右侧手部 M1 区，予以高频 rTMS 刺激，每个位点刺激 15 分钟，每次治疗 30 分钟，共 1640 个脉冲（表 11-1）。每天治疗 2 次，患者自述经过 8 次治疗后，症状逐渐改善，治疗 20 次后采用统一帕金森病评定量表第Ⅲ部分（unified Parkinson's disease rating scale Ⅲ，UPDRS Ⅲ）、Hoehn-Yahr（HY）分期、10m 步行时间、30 秒手掌上下翻转次数等对患者进行运动功能评估。UPDRS Ⅲ由治疗前的 23 分降至 14 分；HY 分期由 2.5 期改善为 2 期；10m 步行时间由 10.96 秒降至 9.12 秒；30 秒手掌上下翻转次数分别由 78 次增加至 85 次（左）、87 次增加至 95 次（右）。进一步将 UPDRS Ⅲ分为震颤（20～21 项）、肌强直（22 项）、运动迟缓（23～26 项，31 项）、中轴症状（18 项，19 项，27～30 项）4 个维度，患者治疗后肌强直症状由 3 分降至 2 分，运动迟缓症状由 9 分降至 5 分，中轴症状由 10 分降至 6 分，而震颤分数未改变（图 11-1）。整个治疗过程中患者未诉头痛、头晕、耳鸣、抽搐等不良反应。

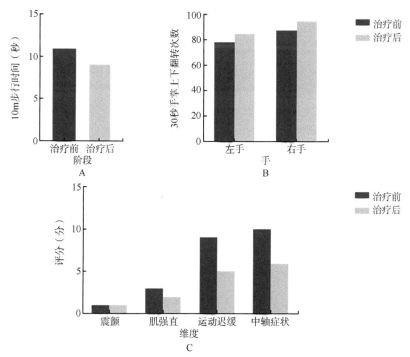

图 11-1　案例一 rTMS 治疗前后运动功能变化

A. 治疗前后 10m 步行时间的变化；B. 治疗前后 30 秒手掌上下翻转次数的变化；C. 治疗前后 UPDRS Ⅲ各维度（震颤、肌强直、运动迟缓、中轴症状）分数变化

案例二

患者，男，84 岁，主因"四肢震颤、运动迟缓 25 年，加重 5 天"入院。

患者 25 年前无明显诱因出现左侧肢体不自主震颤，静止时明显，后逐渐发展至右侧肢体，并出现随意运动减少，动作缓慢、笨拙，外院诊断为"帕金森病"，遵嘱服药（具体不详），症状仍逐渐加重，并出现异动症，不能独立行走，卧床，间断门诊调药治疗，症状未见明显好转，近 1 至 2 个月患者偶出现幻觉，伴有排尿困难，5 天前患者上述症状加重，于外院住院治疗，考虑为尿潴留，给予留置尿管处理后症状改善，为求进一步诊治，就诊于笔者医院神经内科。患者平素睡眠欠佳，饮食、精神一般，大便干燥，近期无明显体重改变。

患者否认高血压、糖尿病、冠心病、脑卒中等病史；否认结核、肝炎、艾滋病等传染病病史；否认手术、外伤、输血史；否认食物、药物过敏史；无吸烟、饮酒等不良嗜好，无农药及重金属接触史。

一般查体：生命体征平稳，心肺腹未见明显异常，可见留置尿管。专科查体：神志清，对答切题，计算力下降，手舞足蹈，查体欠配合，双侧瞳孔等大等圆（d=3mm），对光反射灵敏，双眼眼震（－），鼻唇沟对称，伸舌居中，颈无抵抗，四肢肌力正常，肌张力增高，双下肢病理征未引出，克氏征（－），双侧感觉对称，共济运动正常。

辅助检查：肝肾功能、甲状腺功能、血电解质、血脂、血糖、血尿酸、红细胞沉降率、凝血等检查未见明显异常。心脏彩超：主动脉硬化，二尖瓣及三尖瓣少量反流，左室舒展功能减低。颅脑 MRI：左额叶及右基底节区陈旧性腔梗，双侧半卵圆中心–放射冠区多发异常信号，Fazekas 1 级，脑小血管病变；颅脑 MRA 未见明显异常。64 导脑电图：双侧枕区可见低中幅 α 节律，调节、调幅欠佳，界限脑电图。动作诱发电位未见明显异常。结合患者临床表现及相关辅助检查，诊断为帕金森病，合并异动症。

患者经多次调整药物治疗，入院时用药为"多巴丝肼 0.25g tid，吡贝地尔 50mg bid"，其仍有肢体震颤，异动症，为卧床状态。鉴于 rTMS 在 PD 中的应用及其安全性，经伦理委员会批准、患者同意及 TASS 评估后，我们对该患者尝试了不同方案的 rTMS 治疗。首先以拇短展肌为靶肌，测量患者的 RMT，随后根据阈值大小调节刺激强度，将圆形线圈放置于患者手部 M1 区，予以低频 rTMS 治疗，每次治疗 25 分钟，共 1360 个脉冲，左右侧交替（表 11-1）。每天治疗 2 次，经 4 次治疗后，患者震颤症状较前改善，随着治疗次数的增加，患者逐渐可以下床走路。治疗 10 次后用 UPDRS Ⅲ、Ⅳ 和 HY 分期对患者进行运动功能评估。UPDRS Ⅲ 由治疗前的 42 分降至 24 分，将 UPDRS Ⅲ 分为震颤、肌强直、运动迟缓、中轴症状 4 个维度，患者经 10 次治疗后震颤分数由 5 分降至 3 分，肌强直症状由 3

分降至 0 分，运动迟缓症状由 15 分降至 8 分，中轴症状由 19 分降至 13 分（图 11-2A）；HY 分期由 5 期改善为 4 期；UPDRS Ⅳ 由治疗前的 3 分降至 1 分，其中异动症部分由 1 分降至 0 分（图 11-2B）。整个治疗过程中患者未诉头痛、头晕、耳鸣、抽搐等不良反应。

表 11-1　案例一和案例二 rTMS 治疗方案

患者	刺激靶点	刺激强度	刺激频率（Hz）	串刺激时间（秒）	串间歇时间（秒）	每次治疗时间（分钟）	单次总脉冲数（个）	治疗次数
1	双侧 M1	100%RMT	10	1	10	15×2	1640	20
2	双侧 M1	110%RMT	1	10	1	25	1360	10

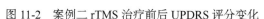

图 11-2　案例二 rTMS 治疗前后 UPDRS 评分变化

A. 治疗前后 UPDRS Ⅲ 各维度（震颤、肌强直、运动迟缓、中轴症状）分数变化；B. 治疗前后 UPDRS Ⅳ 各维度（异动症、症状波动、其他并发症）分数变化

【讨论】

（一）帕金森病及其发病机制

PD 是第二大常见的神经退行性疾病，全球约 620 万人受该病影响。PD 的运动功能障碍主要表现为静止性震颤、肌强直、运动迟缓和姿势不稳。突触前黑质纹状体多巴胺能神经元的丢失和皮质-纹状体-丘脑-皮质回路功能障碍是 PD 某些运动和非运动功能症状的主要机制。黑质致密部多巴胺能神经元的丢失降低了直接通路的活性，增加了间接通路的活性，导致内侧苍白球对丘脑的过度抑制，从而使对 M1 区的兴奋性输入减少，最终导致运动减少。PD 病理生理的一个关键要素是皮质-基底节网络内信息处理的改变。具体地说，PD 患者的"关期"状态与由基底节和运动皮质区域组成的网络中异常的 β 振荡神经元活动有关，这些异常振荡的强度与运动损伤和多巴胺替代疗法相关，所以调节这些异常振荡可能是

一种有价值的治疗方法。另外，PD 患者皮质兴奋性、躯体感觉功能和感觉运动整合功能的异常，以及运动前皮质和辅助运动区（SMA）激活模式的改变也可能与运动功能障碍有关。

随着 PD 病程的进展，可出现多种并发症，异动症为其中一种较为严重的运动并发症，多发生于 PD 病程的中晚期，主要表现为发作性、无规律性的舞蹈样、肌张力障碍样动作，较常累及四肢、躯干等部位，提示皮质抑制机制的受损。一项国内研究报道 PD 患者异动症的发病率约为 8.6%，而欧美国家有研究表明，PD 患者发病 5 年内异动症的发生率约为 30%，发病 10 年内该症状的发生率约为 59%。目前异动症的具体发病机制尚不完全清楚，研究表明多巴胺能药物及遗传、环境因素等可能与 PD 异动症的发生有关。

（二）帕金森病治疗进展

多巴胺替代疗法可改善 PD 患者的症状，目前仍是 PD 主要治疗方法，但患者的临床获益往往不足，且长期使用多巴胺能药物会导致运动并发症，而对于异动症等运动并发症，现在仍缺乏有效的治疗药物。尽管丘脑底核深部脑刺激（DBS）可改善一些运动症状，但许多患者不愿意接受侵入性手术或不符合手术条件。对于这些患者，基于无创脑刺激技术的辅助治疗可能是一种有前景的替代方案。TMS 是一种安全、非侵入性的治疗方法，已被广泛用于治疗多种神经和精神疾病，包括脑卒中、阿尔茨海默病、抑郁症和 PD。

TMS 在 PD 中的应用可追溯至 1994 年，Pascual-Leone 等报道了刺激手部运动皮质区后，患者在钉板试验中的表现显著改善，这种改善在药物关期更明显，这一研究激励了其他研究人员，之后关于 TMS 在 PD 中应用的研究层出不穷。一般说来，M1 区高频 rTMS 是最常用的治疗 PD 运动症状的方案。然而，另一项针对 PD 合并异动症的 rTMS 研究表明，虽然直接比较伪 rTMS 和低频 rTMS 的效果没有显著差异，但与基线相比，低频 rTMS 能够改善患者的异动症状，而这种效果在伪刺激组不存在。Fricke 等对 PD 患者进行单次 M1 区和背外侧运动前皮质（dorsal premotor cortex，PMd）双位点低频（1Hz）rTMS 治疗，结果提示患者耐受性良好，但 UPDRS Ⅲ、手指敲击、震颤等临床运动参数无明显改善，提示可能需要多次 rTMS 治疗或者更详细的关于个体大脑状态和 rTMS 诱发的皮质下效应的生理信息才能达到临床效果。一项基于 rTMS 治疗 PD 的荟萃分析指出，无论是高频刺激 M1 区，还是低频刺激其他额叶区域，rTMS 都能有效地改善运动迟缓症状。由此可见，由于各项临床研究在刺激靶点、刺激治疗方案、样本量、疾病基线严重程度、病程、用药情况等方面各不相同（表 11-2），rTMS 对 PD 的疗效及最佳的刺激治疗方案尚无统一定论。

表 11-2 TMS 治疗 PD 的临床研究

作者及发表年份	病种（病例数）	刺激靶点	治疗参数	线圈类别	不良反应	结果
Fricke 等, 2019 年	PD（20 例）	M1, PMd	1Hz, 95% RMT, 1000 个脉冲×2, 25 分钟	"D"形线圈	无	对 PD 运动症状没有明显改善
Brys 等, 2016 年	PD 合并抑郁（61 例）	双侧 M1, LDLPFC	10Hz, LDLPFC 2000 个脉冲, 25 分钟; M1 1000 个脉冲×2, 12.5 分钟×2; 10 次/2 周	"8"字形线圈	轻微短暂的头痛和颈部疼痛	M1 rTMS 可有效改善运动症状, LDLPFC rTMS 未明显改善情绪症状, M1+DLPFC 没有协同效应
Filipovic 等, 2009 年	PD 合并异动症 10 例	M1（症状严重侧对侧）	1Hz, 阈下, 1800 个脉冲, 32 分钟, 连续 4 天	"8"字形线圈	无	连续每日应用低频 rTMS 治疗 PD 异动症存在有益的临床效应
Yang 等, 2013 年	PD（20 例）	M1（症状严重侧对侧）	5Hz, 100% RMT, 1200 个脉冲, 6 分钟, 12 次/4 周	"8"字形线圈	无	rTMS 与跑步机训练相结合, 增强了跑步机训练对 PD 患者皮质运动抑制的调节作用, 可改善其步行能力
Gonzalez-Garcia 等, 2011 年	PD（17 例）	双侧 M1, 双侧枕叶（对照）	10Hz, 双侧 M1 80% RMT; 10Hz, 双侧枕区 50% RMT; 1000 个脉冲, 15 次/12 周	"8"字形线圈	未提及	M1 rTMS 改善了运动迟缓症状
Benninger 等, 2011 年	PD（26 例）	双侧 M1, 双侧 DLPFC	iTBS, 80% AMT, 600 个脉冲, 8 次/2 周	圆形线圈	9 例刺激过程中偶尔出现局部疼痛或不适, 1 例出现数分钟耳鸣, 但均未出现痫样放电	对情绪有所改善, 对运动症状没有明显改变

注: AMT, 活动运动阈值; iTBS, 间歇性爆发性 θ 波刺激; PMd, 背外侧运动前皮质。

了解 rTMS 的作用机制对于进一步制订刺激治疗方案至关重要。rTMS 已被证实可通过影响皮质兴奋性，从而影响脑功能，具体来说，高频（≥5Hz）rTMS 可增强皮质兴奋性，低频（≤1Hz）rTMS 可降低皮质兴奋性，感应电场调节神经跨膜电位，从而调节神经活动。rTMS 的治疗作用可能是通过诱导皮质兴奋性的改变介导的，但另一种可能是通过直接的皮质-基底节投射对与皮质连接的皮质下结构进行调节（称为超直接通路）。rTMS 可以从直接刺激的靶向大脑区域沿着特定的神经连接扩散到远隔皮质和皮质下区域，因此以皮质靶点作为"入口点"，有可能通过 rTMS 来调节特定神经网络活动进而改善临床症状。研究表明，rTMS 治疗 PD 的基本原理主要包括以下几个方面：影响黑质纹状体通路多巴胺及其代谢产物的含量，如高频刺激 M1 区或 DLPFC 可以增加基底神经节内多巴胺的释放；另外，rTMS 还可以通过改变某些基因（如 c-Fos 基因）的表达、影响某些神经营养因子的分泌而达到改善 PD 症状的效果。

（三）帕金森病治疗方案选择及有效性探讨

本章介绍了不同 rTMS 方案治疗两例药物反应不佳的 PD 患者的有效性及安全性。PD 在症状、体征和自然病史上有很大的异质性，基于聚类分析，提出了两种 PD 亚型，即震颤型 PD 和少动强直型 PD，两种亚型的 PD 在临床表现、药物反应、疾病预后方面存在差异，且病理生理学基础也不尽相同。另外在 PD 病程的中晚期，可能出现诸如异动症等运动并发症。案例一运动迟缓伴肢体不自主抖动，结合临床症状及 UPDRS 评分，为少动强直型 PD。少动强直型 PD 患者皮质兴奋性降低，而高频 rTMS 可增加患者的 MEP 振幅，特别是对于少动强直型患者。在 PD 病程的中晚期，可能出现诸如异动症等运动并发症，案例二 PD 病史 25 年，已经出现运动并发症（异动症），虽经多次调药，仍有肢体震颤、异动症状。尽管目前已有多种药物，以及包括功能神经外科手术在内的侵入性治疗策略来治疗异动症等运动并发症，但患者仍有不同程度的致残率，仍需探索安全有效的针对 PD 运动并发症的治疗方法。神经影像学研究显示，晚期 PD 患者的 M1 区过度激活可能是由于药物诱导的皮质下运动系统缺陷的再传入引起的代偿性皮质重组，并可能最终导致运动障碍（如异动症）。有研究在伴有异动症的 PD 患者中发现了皮质抑制机制可塑性的特异性受损，M1 区低频 rTMS 可改善这种损害，而易化机制似乎未受影响。

鉴于不同 PD 患者临床表现及神经电生理的差异，结合 2019 年版 TMS 治疗指南推荐，我们对两例患者进行了个体化 rTMS 治疗：对案例一进行高频（10Hz）rTMS 治疗，对案例二进行低频（1Hz）rTMS 治疗，所选靶点均为双侧手部 M1 区。根据患者的临床表现及客观运动功能评估，两种方案都产生了积极的治疗效果。案例一的 UPDRS Ⅲ 评分下降主要体现在肌强直、运动迟缓、中轴症状，而震颤分数未改变，案例二在 UPDRS Ⅲ 的 4 个维度评分均有所下降，UPDRS Ⅳ 中的异动症状明显改善，提示高频 M1 rTMS 可能通过增加皮质的兴奋性，改善 PD 的非震颤症状，而低频 M1 rTMS 可能通过使皮质内抑制正常化，起到改善异动症的作用。由于未对两例患者进行治疗结束后的随访观察，且案例二由于出院原因，仅治疗了 10 次，rTMS 改善 PD 患者症状的最佳治疗时程及长期效果有待进一步研究。

综上所述，高频和低频 rTMS 均可改善 PD 患者的运动功能障碍，由于 PD 不同患者在症状、体征和自然病史方面具有很大的异质性，应根据患者不同临床亚型及神经电生理表现，采取更细化的 rTMS 个体化治疗方案。神经影像学技术（如脑电图）与 rTMS 治疗相结合，可以进一步探索 rTMS 治疗 PD 的机制，同时这些客观的脑功能影像学指标也可作为一种多维度的疗效评价指标，并用于预测 rTMS 疗效。

【主编点评】

PD 的药物治疗及 DBS 治疗目前都处于相对成熟，但又有很大局限性的阶段。本章两个案例为不同时期的 PD 患者，案例一为中期患者，其各项运动及非运动症状明显；案例二为晚期患者，已出现幻觉及异动症。临床上，中、晚期 PD 患者的治疗是比较棘手的问题。本章介绍了两例不同亚型 PD 患者的 rTMS 治疗策略，并对目前 rTMS 治疗 PD 的机制进行了详细介绍，可为今后的深入研究提供线索。

（蔡 敏 郭 毅）

参 考 文 献

Benninger DH, Berman BD, Houdayer E, et al. 2011. Intermittent theta-burst transcranial magnetic stimulation for treatment of Parkinson disease. Neurology, 76（7）：601-609

Chou YH, Hickey PT, Sundman M, et al. 2015. Effects of repetitive transcranial magnetic stimulation on motor symptoms in Parkinson disease：a systematic review and meta-analysis. JAMA Neurol, 72（4）：432-440

Filipovic SR, Rothwell JC, Van De Warrenburg BP, et al. 2009. Repetitive transcranial magnetic stimulation for levodopa-induced dyskinesias in Parkinson's disease. Mov Disord, 24（2）：246-253

Fricke C, Duesmann C, Woost TB, et al. 2019. Dual-Site transcranial magnetic stimulation for the treatment of Parkinson's disease. Front Neurol, 10, 174

Gonzalez-Garcia N, Armony JL, Sotoj, et al. 2011. Effects of rTMS on Parkinson's disease：a longitudinal fMRI study. J Neurol, 258（7）：1268-1280

Halje P, Brys I, Mariman JJ, et al. 2019. Oscillations in cortico-basal ganglia circuits：implications for Parkinson's disease and other neurologic and psychiatric conditions. J Neurophysiol, 122（1）：203-231

Hanoglu L, Saricaoglu M, Toprak G, et al. 2020. Preliminary findings on the role of high-frequency（5Hz）rTMS stimulation on M1 and pre-SMA regions in Parkinson's disease. Neurosci Lett, 724：134837

Khedr EM, Al-Fawal B, Abdel Wraith A, et al. 2019. The effect of 20Hz versus 1Hz repetitive transcranial magnetic stimulation on motor dysfunction in Parkinson's disease: which is more beneficial? J Parkinsons Dis, 9（2）: 379-387

Kim JY, Chung EJ, Lee WY, et al. 2008. Therapeutic effect of repetitive transcranial magnetic stimulation in Parkinson's disease: analysis of [11C] raclopride PET study. Mov Disord, 23（2）: 207-211

Kravitz AV, Freeze BS, Parker PR, et al. 2010. Regulation of parkinsonian motor behaviours by optogenetic control of basal ganglia circuitry. Nature, 466（7306）: 622-666

Lefaucheur JP, Alemana, Baekenc, et al. 2020. Evidence-based guidelines on the therapeutic use of repetitive transcranial magnetic stimulation（rTMS）: an update（2014-2018）. Clin Neurophysiol, 131（2）: 474-528

Lewis MM, Du G, Sen S, et al. 2011. Differential involvement of striato- and cerebello-thalamo-cortical pathways in tremor- and akinetic/rigid-predominant Parkinson's disease. Neuroscience, 177: 230-239

Magrinelli F, Picelli A, Tocco P, et al. 2016. Pathophysiology of motor dysfunction in Parkinson's disease as the rationale for drug treatment and rehabilitation. Parkinsons Dis, 2016: 9832839

Miocinovic S, DE Hemptinne C, Chen W, et al. 2018. Cortical potentials evoked by subthalamic stimulation demonstrate a short latency hyperdirect pathway in humans. J Neurosci, 38（43）: 9129-9141

Morgante F, Espay AJ, Gunraj C, et al. 2006. Motor cortex plasticity in Parkinson's disease and levodopa-induced dyskinesias. Brain, 129（Pt4）: 1059-1069

Mortality GBD, Causes OF Death C, 2016. Global, regional, and national life expectancy, all-cause mortality, and cause-specific mortality for 249 causes of death, 1980-2015: a systematic analysis for the Global Burden of Disease Study 2015. Lancet, 388（10053）: 1459-1544

Pascual-Leone A, Valls-Sole J, Brasil-Neto JP, et al. 1994. A kinesia in Parkinson's disease. Ⅱ. Effects of subthreshold repetitive transcranial motor cortex stimulation. Neurology, 44（55）: 892-898

Philip NS, Barredo J, Aiken E, et al. 2018. Neuroimaging mechanisms of therapeutic transcranial magnetic stimulation for major depressive disorder. Biol Psychiatry Cogn Neurosci Neuroimaging, 3（3）: 211-222

Rascol O, Sabatini U, Brefel C, et al. 1998. Cortical motor overactivation in Parkinsonian patients with L-dopa-induced peak-dose dyskinesia. Brain, 121（Pt3）: 527-533

Rivlin-Etzion M, Marmor O, Heimer G, et al. 2006. Basal ganglia oscillations and pathophysiology of movement disorders. Curr Opin Neurobiol, 16（6）: 629-637

Sharma JC, Bachmann CG, Linazasoro G, 2010. Classifying risk factors for dyskinesia in Parkinson's disease. Parkinsonism Relat Disord, 16（8）: 490-497

Siebner HR, Rothwell J, 2003. Transcranial magnetic stimulation: new insights into representational cortical plasticity. Exp Brain Res, 148（1）: 1-16

Wichmann T, Delong MR, Guridi J, et al. 2011. Milestones in research on the pathophysiology of Parkinson's disease. Mov Disord, 26（6）: 1032-1041

Yangyr, Tseng CY, Chiou SY, et al. 2013. Combination of rTMS and treadmill training modulates corticomotor inhibition and improves walking in Parkinson disease: a randomized trial. Neurorehabil Neural Repair, 27（1）: 79-86

Zhang X, Mei Y, Liu C, et al. 2007. Effect of transcranial magnetic stimulation on the expression of c-Fos and brain-derived neurotrophic factor of the cerebral cortex in rats with cerebral infarct. J Huazhong Univ Sci Technolog Med Sci, 27（4）: 415-418

Zhang ZX, Chen H, Chen SD, et al. 2014. Chinese culture permeation in the treatment of Parkinson disease: a cross-sectional study in four regions of China. BMC Res Notes, 7: 65

第十二章　经颅磁刺激对梅杰综合征的治疗作用

【案例】

案例一

患者，女，69 岁，主因"头颈部不自主运动 1 年"入院。

患者 1 年前无明显诱因出现频繁眨眼，伴口周及颈部不自主运动，情绪激动、紧张时加重，安静休息时减轻，入睡后消失。随后症状逐渐加重，出现长时间闭眼痉挛，影响步行，偶有饮食呛咳，外院诊断为"肌张力障碍"，于双侧胸锁乳突肌接受肉毒素注射，并口服"氯硝西泮、帕罗西汀、盐酸苯海索"，症状未见明显缓解，现为求进一步诊治就诊。起病以来，患者精神、睡眠差，间有紧张焦虑，食欲一般，大小便正常，近期体重下降 5kg。

患者否认既往糖尿病、高血压、冠心病等慢性病病史；否认肝炎、梅毒、艾滋病等传染病病史；否认手术、外伤、输血史；否认药物、食物过敏史。已婚，育有 1 女 1 子，均体健，患者 52 岁绝经，家族史及个人史无特殊。

一般查体：生命体征平稳，心肺腹未见明显异常。专科查体：神志清，言语稍含糊，记忆力、计算力及定向力检查正常，双侧瞳孔等大等圆（d=3mm），对光反射灵敏，双侧闭眼痉挛，头颈前屈伴不自主运动，双侧胸锁乳突肌肥大，肌张力稍高，四肢肌力、肌张力正常，双侧肢体浅深感觉正常，四肢腱反射对称引出，双下肢病理征（－），脑膜刺激征（－），双侧指鼻试验及跟–膝–胫试验不配合，闭目难立征不配合，步行需家人搀扶。

辅助检查：全血细胞计数、肝肾功能、甲状腺功能、血糖、血电解质、铜蓝蛋白、血清微量元素均在正常范围。眼科检查未显示明显异常。颅脑 MRI 示双侧额叶少许小缺血灶；颅脑 MRA 未见异常。肌电图：①左侧面神经（眼轮匝肌）、尺神经（小指展肌）、右副神经（斜方肌）重复神经电刺激波幅衰减试验阴性（正常）；②左右面神经下颌缘支远端运动传导功能正常，左右大致对称；③查左右胸锁乳突肌、左右降下唇肌除静息时可见不同程度震颤电位存在(左侧肌肉明显)，未见其他明显神经源性病损表现；④瞬目反射检查显示左右的 R1、R2 及 R2′分化正常或大致正常，刺激右侧时左右 R2 潜伏期均轻度延长，R1 正常，不排除右侧瞬目反射通路三叉神经脊束核功能损害存在可能；⑤右上肢正中神经、尺神经运动感觉传导功能正常。脑电图未见异常。HAMA 及 HAMD 结果提示患者可能存在焦虑（11 分）与极轻的抑郁（19 分），MoCA 量表提示患者存在轻度的认知功能损害（25 分，高中学历）。结合临床表现及辅助检查结果，诊断考虑肌张力障碍、梅杰综合征。

服用药物及颈部注射肉毒素后，患者症状并未明显改善，她希望能够尝试另一种治疗方法。多项研究表明，小脑及运动皮质 rTMS 可以缓解局部肌张力障碍。经伦理委员会批准、患者同意及 TASS 评估后，我们对该患者进行了 rTMS 治疗。首先测量 RMT，随后根据阈值大小调节刺激强度，并将锥形线圈放置于患者小脑中央，予以低频 rTMS 刺激，每次治疗 25 分钟，共 1360 个脉冲，具体参数见表 12-1。每天治疗 2 次，经过 3 次治疗后，患者自觉症状开始好转，治疗 10 次后头颈部不自主运动明显缓解。随着治疗进行，患者眼睑、口周及颈部肌肉逐步放松，并可睁眼。治疗结束后对患者进行客观行为学及主观评价量表评估，Burke-Fahn-Marsden 肌张力障碍运动评定量表（BFMDRS-M）总分由 32 分降至 4 分（图 12-1A），Burke-Fahn-Marsden 肌张力障碍残疾评定量表（BFMDRS-D）总分由 13 分降至 4 分（图 12-1B），具体表现为双眼、口周、颈部、讲话/吞咽、吃饭及行走方面的分值均有所下降。主观评价量表评分由 10 分降至 2 分（0 分为症状完全改善，5 分为症状改善 50%，分数下降越多，表示恢复程度越大），患者及其家属主观评价为有效。整个治疗过程中患者未诉头痛、头晕、耳鸣、抽搐等不良反应。治疗结束 11 个月后对患者进行随访，发现患者症状较前进一步改善，肌张力障碍总分降至 2 分（图 12-1）。

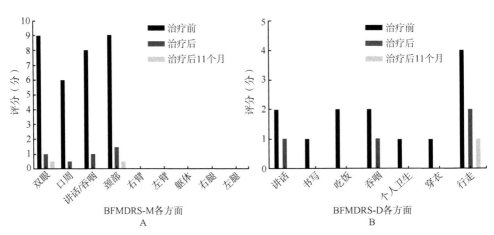

图 12-1　案例一治疗前后及随访期 BFMDRS-M（A）及 BFMDRS-D（B）评分

案例二

患者，女，34 岁，主因"情绪低落 6 年，双眼及口周不自主运动 1 月余"入院。

患者 6 年前因情绪低落、不语、哭泣、失眠等症状被诊断为"未分化型精神分裂症"，入院前不规则间断口服盐酸苯海索（2mg）、米那普仑（25mg）、丁螺环酮（75mg）、氨磺必利（50mg），持续 2 个月后自觉眼干、畏光、不自主频繁眨眼。随后自行调整以上药物，每天各 1 片规律口服，持续半个月后症状未见明显缓解，遂于眼科医院就诊，被诊断为"干眼症"，予以对症治疗后未见明显缓解且逐渐进展，出现闭眼痉挛，伴口周及颈部轻度不自主运动，影响步行，偶伴吞咽呛咳，症状在情绪激动时加重，休息及平静状态下可稍缓解，睡眠时消失。现为求进一步诊治就诊，起病以来，患者精神、睡眠差，情绪烦躁、焦虑，食欲一般，大小便正常，近期体重未见明显改变。

患者既往有未分化型精神分裂症，否认糖尿病、高血压、冠心病等慢性病病史；否认肝炎、梅毒、艾滋病等传染病病史；否认手术、外伤、输血史；否认食物、药物过敏史。其从事汽车销售行业，时常加班，比较劳累。月经史无特殊，已婚，育有 1 儿 1 女，均体健；否认类似疾病家族史及遗传病史。

一般查体：生命体征平稳，心肺腹未见明显异常。专科查体：神志清，言语尚清，记忆力、计算力及定向力检查正常，双侧瞳孔等大等圆（d=3mm），对光反射灵敏，双侧闭眼痉挛伴频繁眨眼，口周不自主运动，颈部稍前屈，双侧胸锁乳突肌肌力 V 级，肌张力稍高，双侧肢体浅深感觉正常，四肢肌力 V 级，四肢肌张力正常，四肢腱反射对称引出，双下肢病理征（−），脑膜刺激征（−），双侧指鼻试验及跟–膝–胫试验尚稳准，闭目难立征（−），步态稍欠平稳。

辅助检查：全血细胞计数、肝肾功能、甲状腺功能、血糖、血电解质、铜蓝蛋白、血清微量元素水平均在正常范围。颅脑 MRI+MRA 未见明显异常。诱发电位示所查左右面神经颧支、颊支远端运动传导正常，左右大致对称；瞬目反射检查示左右 R1、R2 及 R2′分化正常，潜伏期正常，左右对称；所查左右上肢正中神经、尺神经运动感觉传导功能正常，左右对称。HAMA 示其可能有焦虑；HAMD 示其可能有极轻的抑郁症状。结合临床表现及辅助检查结果，诊断考虑肌张力障碍、梅杰综合征。

该患者入院后口服"阿普唑仑 0.4mg tid、奥氮平 10mg qn、氯硝西泮 2mg qn"，持续用药 4 天，病情未见缓解。医生建议肉毒素注射，但由于患者担心肉毒素相关不良反应，最终拒绝并希望尝试其他治疗方案。经伦理委员会批准、患者同意及 TASS 评估后，我们对该患者进行了 rTMS 治疗。首先测量 RMT，随后根据阈值大小调节刺激强度，将"8"字形线圈置于患者右侧头面区对应的 M1 区，给予低频 rTMS 刺激，每次治疗 25 分钟，共 1360 个脉冲，治疗结束后将锥形线圈置于患者小脑中央区予低频 rTMS 治疗，治疗参数同前（表 12-1）。每天治疗 4 次，经 10 次治疗后，患者眨眼及口周不自主运动发作频率下降，程度较前明显缓解。随着治疗进行，患者可睁眼并正常步行。治疗结束后对患者进行客观行为学及主观评价量表评估，BFMDRS-M 总分由 8.5 分降至 2 分（图 12-2A），BFMDRS-D 总分由 4 分降至 0 分（图 12-2B），具体表现为双眼、口周、吞咽、吃饭及步行方面的分值有所下降。主观评价量表评估评分由 10 分降至 2 分，患者及家属主观评价为有效。整个治疗过程中患者未诉头痛、头晕、耳鸣、抽搐等不良反应。治疗结束 3 个月后对患者进行随访，发现患者症状较前进一步改善，肌张力障碍总分降至 1 分（图 12-2）。

表 12-1　案例一和案例二 rTMS 治疗方案

患者	刺激靶点	刺激强度	刺激频率（Hz）	串刺激时间（秒）	串间歇时间（秒）	每次治疗时间（分钟）	单次总脉冲数（个）	治疗次数
1	小脑	100%RMT	1	10	1	25	1360	28
2	右侧头面 M1+小脑	100%RMT	1	10	1	25	1360	22

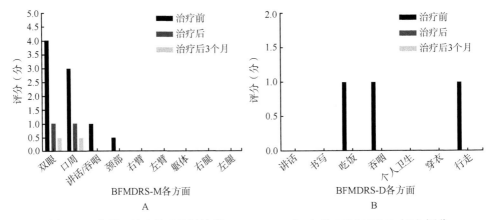

图 12-2　案例二治疗前后及随访期 BFMDRS-M（A）及 BFMDRS-D（B）评分

【讨论】

（一）梅杰综合征及其发病机制

梅杰综合征又称特发性眼睑痉挛–口下颌肌张力障碍综合征，是一种少见的节段性颅性肌张力障碍性疾病，主要表现为双侧眼睑痉挛，伴或不伴口及下颌不自主运动，少数患者伴其他部位的不自主运动。

目前肌张力障碍病理生理学机制主要包含以下 3 种学说：中枢神经系统抑制

性功能缺失、感觉运动整合异常、过高的皮质可塑性。多项研究表明，抗精神病药物（如奥氮平、阿立哌唑）、抗帕金森病药物（左旋多巴、溴隐亭）、抗抑郁药物可引发梅杰综合征，可能与这些药物能引起 γ-氨基丁酸（GABA）能神经元功能低下、多巴胺递质失衡、胆碱能过度活跃有关。"感觉诡计"为局限性肌张力障碍的经典临床特征，即通过接触特定部位及施加反作用力来纠正异常运动，部分患者可出现。通过"感觉诡计"可降低皮质兴奋性，进一步说明梅杰综合征的发生可能与运动皮质内抑制回路受损、运动皮质兴奋性增高有关。最新观点认为，梅杰综合征为一种脑网络疾病，累及基底节、小脑、初级/次级运动感觉区等多个区域，其发生可能与皮质–基底节–小脑网络异常相关。

（二）梅杰综合征治疗进展

目前，抗胆碱能药、GABA 受体激动剂、苯二氮䓬类药物等可在一定程度上缓解部分梅杰综合征患者的肌张力障碍症状，但治疗效果仍不理想；局部注射 A 型肉毒素对局部肌张力障碍有一定的效果，但需反复注射，且可能产生眼睑下垂等不良反应；深部脑刺激（DBS）是治疗难治性梅杰综合征的新方法，但存在一定风险且费用昂贵。TMS 是一项无创、无痛的体外神经调控技术，目前已被美国 FDA 批准用于治疗难治性抑郁症，也逐步在其他类型疾病如肌张力障碍疾病（包括眼睑痉挛、痉挛性斜颈、书写痉挛等）中应用。rTMS 可产生持续的抑制或增强皮质兴奋性作用，通过改变刺激的频率、强度、位置及次数，可以控制产生效果的大小和方向。

rTMS 治疗肌张力障碍的基本原理主要为其能逆转疾病的病理生理异常，特别是抑制性回路缺失及过高的皮质可塑性。目前，可增强皮质间抑制作用的刺激模式主要为低频 rTMS 及 cTBS 两种。对于头颈局部肌张力障碍的治疗，通过不同靶点及模式的组合产生了多种不同的治疗方案，具体靶点包括 M1 区、运动前区皮质（PMC）、辅助运动区（SMA）、初级运动感觉皮质及小脑（表 12-2）。一项 Meta 分析结果表明，对肌张力障碍最有效的 DBS 靶点即苍白球内侧核（GPi），与 SMA、前扣带回皮质（ACC）、背侧运动前区（dPM）及小脑之间均显著相关，提示可通过刺激大脑皮质相关区域实现对大脑深部核团的调节。研究者通过双侧小脑半球 cTBS 使痉挛性斜颈患者症状改善 15%，该作用可能与小脑对运动皮质的抑制作用相关。痉挛性斜颈患者随机分组后分别接受 M1 区、dPM、SMA 及 ACC 低频 rTMS，发现只有 M1 区及 dPM 刺激后症状才出现明显改善，提示 M1 区及 dPM 可能是痉挛性斜颈 rTMS 治疗的有效刺激靶点。还有研究通过圆形线圈或 H 线圈低频 rTMS 刺激原发性眼睑痉挛患者 ACC，发现刺激后即刻及 1 小时，患者症状均较前有明显改善，但并没有进一步追踪远期效果。以上证据为本章两例患者选择小脑及运动皮质低频 rTMS 提供了一定的理论支持。

表 12-2　TMS 治疗颅颈肌张力障碍的临床研究

作者及 发表年份	疾病部位	刺激靶点	治疗参数	脉冲总数/ 线圈	不良 反应	结果
Kranz G 等, 2010 年	眼睑	前扣带回	0.2Hz rTMS, 100% MT, 15 分钟	180 个/C/S/H 线圈	无	眨眼频率、痉挛次数及 瞬目反射有改善 （H/C 线圈）
Hoffland BS 等, 2013 年	颈部	右侧小脑	cTBS, 80%AMT, 5 分钟	600 个/ "8" 形线圈	无	眨眼症状有改善
Koch RS 等, 2014 年	颈部	双侧小脑	cTBS, 80%AMT, 40 秒	600×2×10 个/ "8" 字形线圈	无	2 周后 TWSTRS 评分 改善 15%,BFMDRS 评分无改善
Pirio RS 等, 2015 年	颈部	M1，dPM， SMA, ACC	0.2Hz rTMS, 85% MT, 15 分钟	180×5 个/ "8" 字形线圈	无	TWSTRS 评分有所下 降（M1、dPM）
Bologna M 等, 2016 年	颈部,手部	右侧小脑半球	cTBS, 80%AMT, 190 秒	600 个/ "8" 字 形线圈	无	持物及颈部运动无临 床改善
Bradna LV 等, 2016 年	颈部	小脑半球	iTBS, 80%AMT, 190 秒	600 个/ "8" 字 形线圈	无	TWSTRS 评分下降
Wagle SA 等, 2018 年	眼睑	前扣带回	0.2Hz rTMS, 100% AMT, 15 分钟	180 个/ "8" 字 形线圈	无	BoNT+rTMS 组与 BoNT 组比较，症状及 ADL 评分有改善

注：C 线圈，圆形线圈；S 线圈，假刺激线圈；H 线圈，深部脑刺激线圈；TWSTRS，痉挛性斜颈评定量表；BFMDRS，肌张力障碍评定量表；BoNT，肉毒杆菌神经毒素；cTBS，连续 theta 爆发式刺激。

另外，一项小样本研究发现，在小脑施加 iTBS（一种兴奋性刺激）可以成功改善颈部肌张力障碍患者的症状。总之，目前关于 TMS 治疗头颈局部肌张力障碍的治疗靶点、模式及治疗结果尚无统一定论，原因可能与诊断标准、纳入人群数量及异质性、观察时间点及评价指标等因素相关。

（三）梅杰综合征治疗方案选择及有效性探讨

本章介绍了低频 rTMS 治疗两例药物反应不佳的梅杰综合征患者的有效性及安全性。两例患者的发病机制、临床表现及治疗方案略有不同。发病机制方面，案例一颅脑 MRI 未见特定区域的结构性损伤；瞬目反射检查中刺激右侧时 R2 轻度延长，提示右侧三叉神经脊束核功能损害存在可能，提示脑干兴奋性和抑制性神经元通路可能受到干扰。案例二发病前曾间断服用抗精神病药物，目前关于服用抗精神病药物后出现肌张力障碍的报道并不少见，多为不可逆，本案例考虑继发性梅杰综合征可能性大。

治疗方案选择方面，本章介绍了通过小脑蚓部低频 rTMS 治疗眼睑-口-下颌合并颈部肌张力障碍，以及小脑蚓部联合一侧颜面部 M1 区低频 rTMS 治疗眼睑-口-下颌肌张力障碍，两种治疗方案似乎都产生了积极的治疗效果。案例一以颈部肌张力障碍为主要表现，案例二主要表现为颜面部肌张力障碍，伴轻度的颈部症状，因此在治疗方案选择方面前者集中刺激小脑蚓部，后者选择一侧颜面部运动区联合小脑蚓部进行干预，这两个靶点之间是否存在相互作用有待研究。另外，案例二中主要对患者右侧颜面部对应运动皮质进行干预，而梅杰综合征多累及双侧肌群，对左侧 M1 区予以 rTMS 是否可产生相同的效果有待进一步研究。

治疗效果方面，随着治疗的进行，案例一的双眼、面部及颈部肌张力逐步恢复正常，说话、吞咽及步行能力逐渐改善，治疗结束后持续至 11 个月未见明显症状复发；案例二在治疗第 10 次后症状开始好转，追踪 3 个月症状亦未见反复，说明一定数量脉冲数的积累可能使 rTMS 产生持续的神经重塑作用，具体机制还有待进一步研究。案例二在启动 rTMS 治疗的当天停用了抗精神病药物，由停用抗精神病药物所引起的获益可能并不能完全除外。为了充分验证这两种方案的有效性，有必要在未来开展关于小脑或联合头面运动区低频 rTMS 治疗梅杰综合征的随机对照临床试验。

总之，梅杰综合征是一类包含不同临床表现及病因的异质性疾病，目前尚无确切的根治方法，rTMS 产生治疗效果的原因可能与其调节"大脑皮质-基底节-小脑"网络（也称为运动脑网络），进而抑制运动皮质兴奋性、平衡多巴胺及乙酰胆碱水平相关。脑电图是一种具有极高时间分辨率的神经影像学手段，是检测脑功能及网络状态的重要工具。基于此，脑网络特征很可能成为未来梅杰综合征诊断及药物或 rTMS 治疗疗效预测的重要指标，希望在不久的将来，我们可以通过静息态 EEG 或 TMS 联合 EEG（TMS-EEG）来实现这一目标。

【主编点评】

目前，梅杰综合征病因尚不明确，部分与遗传因素相关，部分为继发性因素导致。过去认为此病属于锥体外系病变，最新研究认为梅杰综合征是由控制不自主运动（如眨眼）的相关脑网络异常导致，有人称之为"运动脑网络"，这类脑网络是以基底节区为主导，由其他与基底节相关的皮质，如 SMA、M1、ACC 及小脑共同参与的网络系统。

梅杰综合征较为罕见，且药物治疗效果往往不佳，目前对其的理解还存在一定的局限性。本章两个案例中，案例一有 1 年病史，案例二有 1 个月病史，经 rTMS 治疗，两例患者均在 3 天内起效，最终治疗 10 天左右，疗效持续 3~11 个月。这两个案例提示 rTMS 可能通过改变皮质兴奋性达到治疗疾病的目的，同时也引导我们从功能脑网络的角度重新理解肌张力障碍疾病的发生发展及脑功能重塑机制，为梅杰综合征的治疗开辟一个新的方向。

（石　雪　郭　毅）

参 考 文 献

Amadio S，Houdayer E，Bianchi F，et al. 2014. Sensory tricks and brain excitability in cervical dystonia：a transcranial magnetic stimulation study. Mov Disord，29（9）：1185-1188

Battistella G，Termsarasab P，Ramdhani RA，et al. 2017. Isolated focal dystonia as a disorder of large-scale functional networks. Cereb Cortex.，27（2）：1203-1215

Bologna M，Paparella G，Fabbrini A，et al. 2016. Effects of cerebellar theta-burst stimulation on arm and neck movement kinematics in patients with focal dystonia. Clin Neurophysiol，127（11）：3472-3479

Bradnam LV，Mcdonnell MN，Ridding MC，2016. Cerebellar intermittent theta-burst stimulation and motor control training in individuals with cervical dystonia. Brain Sci，6（4）：56

Brodoehl S，Wagner F，Prell T，et al. 2019. Cause or effect：altered brain and network activity in cervical dystonia is partially normalized by botulinum toxin treatment. Neuroimage Clin，22：101792

Calabresi P，Standaert DG. 2019. Dystonia and levodopa-induced dyskinesias in Parkinson's disease：is there a connection? Neurobiol Dis，132：104579

Corp DT，Joutsa J，Darby RR.，et al. 2019. Network localization of cervical dystonia based on causal brain lesions. Brain，142（6）：1660-1674

Erro R，Tinazzi M，Morgante F，et al. 2017. Non-invasive brain stimulation for dystonia：therapeutic implications. Eur J Neurol，24（10）：1228

Gautam P，Bhatia MS，Kaur J，et al. 2016. Meige's syndrome. Ind Psychiatry J，25（2）：232-233

Hoffland BS，Kassavetis P，Bologna M，et al. 2013. Cerebellum-dependent associative learning deficits in primary dystonia are normalized by rTMS and practice. Eur J Neurosci，38（1）：2166-2171

Jinnah HA，Hess EJ. 2018. Evolving concepts in the pathogenesis of dystonia. Parkinsonism Relat Disord，46（Suppl 1）：S62-S65

Jinnah HA，Neychev V，Hess EJ. 2017. The anatomical basis for dystonia：the motor network model. Tremor Other Hyperkinet Mov（NY），7：506

Jochim A，Li Y，Gora-Stahlberg G，et al. 2018. Altered functional connectivity in blepharospasm/orofacial dystonia. Brain Behav，8（1）：e00894

Kaji R，Bhatia K，Graybiel AM. 2018. Pathogenesis of dystonia：is it of cerebellar or basal ganglia origin? J Neurol Neurosurg Psychiatry，89（5）：488-492

Koch G，Porcacchia P，Ponzo V，et al. 2014. Effects of two weeks of cerebellar theta burst stimulation in cervical dystonia patients. Brain Stimul，7（4）：564-572

Kranz G，Shamim EA，Lin PT，et al. 2010. Transcranial magnetic brain stimulation modulates blepharospasm：a randomized controlled study. Neurology，75（16）：1465-1471

Kupsch A，Benecke R，Müller Jörg，et al. 2006. Pallidal deep-brain stimulation in primary generalized or segmental dystonia. N Engl J Med，355（9）：1978-1990

Ledoux MS. 2009. Meige syndrome：what's in a name? Parkinsonism Relat Disord，15（7）：483-489

Lefaucheur JP，Aleman A，Baeken C，et al. 2020. Corrigendum to "Evidence-based guidelines on the therapeutic use of repetitive transcranial magnetic stimulation（rTMS）：An update（2014-2018）" [Clin. Neurophysiol. 131（2020）474-528]. Clin Neurophysiol，131（5）：1168-1169

Lozeron P，Poujois A，Richard A，et al. 2016. Contribution of TMS and rTMS in the understanding of the pathophysiology and in the treatment of dystonia. Front Neural Circuits，10：90

Ni Z，Kim SJ，Phielipp N，et al. 2018. Pallidal deep brain stimulation modulates cortical excitability and plasticity. Ann Neurol，83（3）：352-362

Pandey S, Sharma S. 2017. Meige's syndrome: history, epidemiology, clinical features, pathogenesis and treatment. J Neurol Sci, 372: 162-170

Pandey S, Soni G, Sarma N. 2017. Sensory tricks in primary blepharospasm and idiopathic cervical dystonia. Neurol India, 65（3）: 532-536

Pirio Richardson S, Tinaz S, Chen R. 2015. Repetitive transcranial magnetic stimulation in cervical dystonia: effect of site and repetition in a randomized pilot trial. PLoS One, 10（4）: e0124937

Quartarone A, Hallett M. 2013. Emerging concepts in the physiological basis of dystonia. Mov Disord, 28: 958-967

Rusz J, Tykalová T, FeČíková A, et al. 2018. Dualistic effect of pallidal deep brain stimulation on motor speech disorders in dystonia. Brain Stimul, 11（4）: 896-903

Samargia S, Schmidt R, Kimberley TJ. 2014. Shortened cortical silent period in adductor spasmodic dysphonia: evidence for widespread cortical excitability. Neurosci Lett, 560: 12-15

Tello A, Gerez M, 2017. Efficacy of rTMS to treat insomnia in patients without depression. Brain Stimul, 10: 498

Wagle Shukla A, Hu W, Legacy J, et al. 2018. Combined effects of rTMS and botulinum toxin therapy in benign essential blepharospasm. Brain Stimul, 11（3）: 645-647

第十三章　经颅磁刺激对特发性震颤的治疗作用

【案例】

案例一

患者，男，69 岁，主因"双手震颤 5 年"入院。

患者 5 年前无明显诱因出现双手震颤，右手显著，主要在写字、倒水及夹菜时出现，静息状态下无震颤，无头部、口面及其他肢体震颤和声音震颤，无四肢僵硬、动作迟缓及嗅觉减退；发病后未予以特殊治疗，右手震颤程度逐渐缓慢进展，影响日常吃饭、喝水等活动。患者起病以来，情绪、睡眠正常，大小便正常，胃纳可，体重无明显改变。

患者既往史无特殊，否认糖尿病、高血压、冠心病等慢性病病史；否认肝炎、梅毒、艾滋病等传染病病史；否认手术、外伤、输血史；否认致震颤药物服用史，否认食物、药物过敏史；有抽烟史，平均 1 包/日；否认嗜酒及家族类似病史。

一般查体：生命体征平稳，心肺腹未见明显异常。专科查体：神清语利，记忆力、计算力及定向力检查正常，双侧瞳孔等大等圆（$d=3mm$），对光反射灵敏，无眼震，四肢肌张力正常，四肢肌力 V 级，双侧肢体浅深感觉正常，四肢腱反射对称引出，双下肢病理征（−），脑膜刺激征（−），双侧指鼻试验及跟−膝−胫试验尚准稳，闭目难立征（−），步态未见明显异常。

辅助检查：全血细胞计数、肝肾功能、甲状腺功能、血糖、血电解质水平均在正常范围。颅脑 MRI+MRA：双侧基底节少许小缺血灶。HAMA 及 HAMD 结果提示患者不存在焦虑（3 分）及抑郁（3 分），MoCA 提示患者认知功能正常（25分，高中学历）。结合临床症状及辅助检查，确诊为特发性震颤。

患者入院前未口服药物或注射 A 型肉毒素治疗，其希望能尝试一种安全、无创的治疗方法。多项研究表明，小脑 rTMS 可以缓解特发性震颤。经伦理委员会批准、患者同意及 TASS 评估后，我们对该患者进行了 rTMS 治疗。首先测量 RMT，随后根据阈值大小调节刺激强度，并将锥形线圈放置于患者小脑中央及右侧小脑半球，予以低频 rTMS 刺激，每次治疗 25 分钟，共 1360 个脉冲，具体参数见表13-1。每天治疗 1 次，经 5 次治疗后，患者自觉症状开始好转，主诉夹菜时手震颤较前有所减轻。随着治疗的进行，患者双手震颤程度进一步缓解，右手明显，写字及画阿基米德螺旋时未见明显震颤（图 13-1）。治疗 10 次后对患者进行客观行为学评估，震颤评定量表（tremor rating scale，TRS）评分由 19 分降至 7 分（图 13-2A），特发性震颤评定量表（the essential tremor rating assessment scale，TETRAS）由 25 分降至 10 分，主要表现为吃饭、书写、倒水等方面有所改善（图 13-2B）。根据 1996 年美国国立卫生研究院特发性震颤研究小组提出的震颤分级标准，患者由 2 级降为 1 级。整个治疗过程中患者未诉头痛、头晕、耳鸣、抽搐等不良反应。3 个月后电话随访，患者主诉症状控制可，与治疗 10 次后相比，无明显复发迹象。

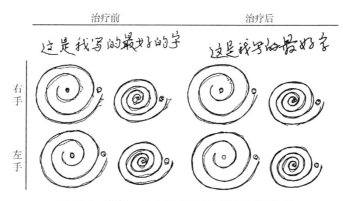

图 13-1　案例一治疗前后双手写字及画图表现

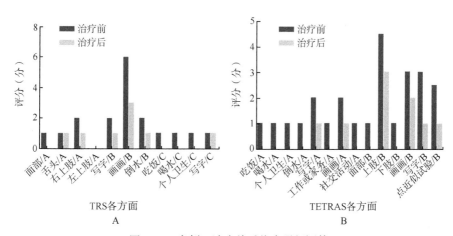

图 13-2　案例一治疗前后临床震颤评估

A. TRS，震颤评定量表；A，震颤部位及严重程度评估；B，特殊运动任务评估；C，功能残疾评估。B. TETRAS，特发性震颤评定量表；A，日常生活能力子量表；B，执行子量表

案例二

患者，女，40 岁，主因"头部不自主抖动 5 年"入院。

患者 5 年前无明显诱因出现头部抖动，主要在坐位或步行状态下出现，平躺时减轻，情绪激动或紧张状态下头部震颤加重，且偶伴声音轻度震颤，无四肢及躯干震颤，无头颈歪斜、四肢僵硬、动作迟缓、嗅觉减退，发病后未予以特殊治疗；头部震颤程度逐年缓慢进展，影响日常生活。患者起病以来，睡眠质量差，入睡困难，情绪焦虑，大小便正常，胃纳可，体重无明显改变。

患者既往无其他特殊病史，否认手术、外伤、输血史，否认食物、药物过敏史；月经史无特殊，已婚未育；否认类似疾病家族史及遗传病史。

一般查体：生命体征平稳，心肺腹未见明显异常。专科查体：神志清，言语清，记忆力、计算力及定向力检查正常，双侧瞳孔等大等圆（d=3mm），对光反射灵敏，双眼眼震（－），头部姿势性震颤，四肢肌力 V 级，四肢肌张力正常，四肢腱反射对称引出，双侧肢体浅深感觉正常，双下肢病理征（－），脑膜刺激征（－），双侧指鼻试验及跟-膝-胫试验尚稳准，闭目难立征（－），步态未见异常。

辅助检查：全血细胞计数、肝肾功能、甲状腺功能、血糖、血电解质、促甲状腺激素、血清铜蓝蛋白水平均在正常范围。颅脑 MRI+MRA 未见明显异常。HAMA 显示其可能有焦虑（12 分），HAMD 显示其可能是轻至中度抑郁（17 分），MoCA 提示患者认知功能正常（27 分，初中学历）。结合临床表现及辅助检查结果，考虑为孤立性头部震颤。

患者希望通过无创神经调控来缓解症状。经伦理委员会批准、患者同意及 TASS 评估后，我们对该患者进行了 rTMS 治疗。首先测量 RMT，随后根据阈值大小调节刺激强度，将锥形线圈放置于患者小脑蚓部（枕骨粗隆下 2cm），给予低频 rTMS 刺激，每次治疗 25 分钟，共 1360 个脉冲，具体治疗参数如表 13-1。每天治疗 2 次，经 5 次治疗后，患者诉头部震颤有所减轻，10 次治疗后，患者头部震颤幅度较前明显缓解。对患者进行客观行为学评估，TRS 评分由 5 分降至 1 分（图 13-3A）；TETRAS 评分由 7 分降至 2 分（图 13-3B），具体表现为头部震颤、声音震颤、社交影响方面有所改善。同时，患者情绪较前明显好转，HAMA 评分由 12 分降至 1 分，HAMD 评分由 17 分降至 1 分。整个治疗过程中患者未诉头痛、头晕、耳鸣、抽搐等不良反应。治疗结束 10 个月后对患者进行随访，其症状基本保持稳定，未见复发，震颤评分较前无明显改变。

表 13-1　案例一和案例二 rTMS 治疗方案

患者	刺激靶点	刺激强度	刺激频率（Hz）	串刺激时间（秒）	串间歇时间（秒）	每次治疗总时间（分钟）	单次总脉冲数（个）	治疗次数
1	小脑	100%RMT	1	10	1	25	1360	20
2	小脑	100%RMT	1	10	1	25	1360	10

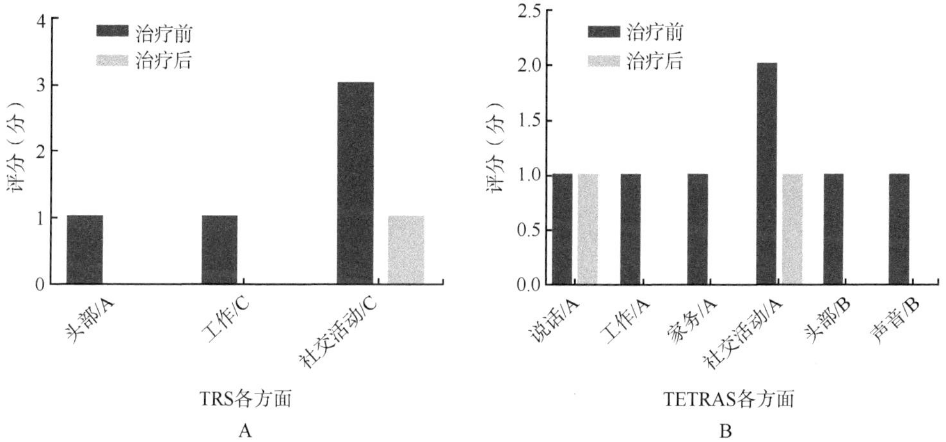

图 13-3　案例二治疗前后临床震颤评估

A. TRS；A，震颤部位及严重程度评估；C，功能残疾评估。B. TETRAS；A，日常生活能力子量表；
B，执行子量表

【讨论】

（一）特发性震颤及其发病机制

特发性震颤（essential tremor，ET），又称原发性震颤，是成人最常见的运动障碍之一。根据国际帕金森与运动障碍协会（IPMDS）震颤组最新的震颤分类，ET 是以双上肢孤立性动作性震颤为主，伴或不伴其他部位，如头部、声音及下肢震颤的一类综合征。部分 ET 患者存在震颤家族史或震颤会在饮酒后消失。部分 ET 患者伴随一定的非运动症状，如记忆力下降和睡眠障碍等，或存在轻度神经系统体征，如步态共济失调及眼球运动障碍，震颤障碍共识标准中将之命名为 ET 叠加综合征。

目前基于多模态神经影像学的多项研究发现，特发性震颤的病理生理机制主要与小脑相关，可从以下 3 个层面进行理解：①结构层面，小脑浦肯野细胞丢失；②神经递质水平，GABA 神经元减少；③脑环路水平，小脑存在异常神经震荡及解耦状态。基于大尺度脑网络分析，小脑-丘脑-大脑皮质（cerebello-thalamo-cortical，CTC）环路在特发性震颤中可能起重要作用。有研究利用 fMRI 发现对 ET 具有最佳疗效证据的深部脑刺激（DBS）干预部位即丘脑腹中间核（VIM），与之静息态功能连接最强的脑区为小脑，而小脑目前被认为是 ET 最有效的非侵入性刺激靶点。研究发现，同侧小脑小叶 I～IV 和对侧丘脑之间的功能连接强度与 ET 严重程度呈正相关，SMA 与同侧 M1 区对应手区之间的有效连接减弱亦与 ET 严重程度相关，这一改变可能由小脑功能障碍导致。另外，酒精摄入后 ET 震颤幅度的减小，与小脑-额叶运动皮质之间的连接改变有关。因此，基于小脑-丘脑-大脑皮质环路的干预可能对 ET 具有潜在的治疗作用。

（二）特发性震颤治疗进展

目前，关于特发性震颤最优疗法的临床循证证据尚不明确。就特发性震颤的肢体震颤而言，国际运动障碍协会（MDS）推荐的有效药物为托吡酯（200mg/d）、普萘洛尔、扑米酮，可能有效的药物为阿普唑仑、A 型肉毒杆菌，但以上药物均存在不同程度的不良反应，且高达 50%的 ET 患者对药物改善震颤的治疗效果并不满意。外科治疗方面，VIM 的脑 DBS 治疗和射频丘脑切开术、单侧 MRI 引导聚焦超声丘脑切开术被认为是临床可能有用的干预手段。但是，外科侵入性治疗成本较高、存在手术风险及并发症等因素限制了其广泛应用。目前，基于脑网络连接机制，各类无创脑刺激（NIBS）治疗成为研究热点，rTMS、TBS 等已被尝试作为 ET 患者的非药物治疗方法。

基于特发性震颤患者小脑-丘脑-大脑皮质脑网络环路功能障碍及小脑GABA 神经元丢失导致的抑制性回路异常，研究者选择小脑进行低频 rTMS 和cTBS 干预（表 13-2）。研究者在 ET 患者小脑蚓部给予 300 个脉冲、1Hz 的rTMS 后 5 分钟，其震颤有所改善，但 60 分钟时恢复至原始状态。在加速度计测量下，研究者发现左侧手区对应的 M1 区给予单次 cTBS 可减轻 ET 患者震颤强度，但震颤量表评分并未见明显改变。Popa T 等在神经导航下对 ET 患者双侧小脑半球进行 1Hz 的 rTMS 干预，基于 Fahn-Tolosa-Marin 震颤评定量表及肌电图加速度测量发现 rTMS 治疗 5 天后患者震颤幅度下降，绘画及日常功能显著改善，效果持续至 3 周仍未见复发。Bologna 等分别对 ET 患者及健康对照组的小脑半球予以 cTBS 干预，发现 cTBS 干预 5 分钟后，健康对照组的运动诱发电位（MEP）波幅下降，而 ET 组无明显改变且震颤无明显缓解。研究者在 M1 区或运动前区给予 cTBS 后，ET 患者震颤幅度显著减小，但震颤频率无改变，cTBS 可降低 ET 患者的 MEP 波幅，但该效应仅持续 30 分钟便恢复至基线水平。另外，cTBS 干预后 ET 患者短间隔经皮质抑制（SICI）与皮质静息期（cSP）均无明显变化，而对照组 SICI 下降、cSP 延长，以上结果提示 ET 患者运动皮质抑制性回路异常且不易改变。Badran BW 等在 ET 患者辅助运动前区（pre-SMA）给予 15 天 1Hz 的 rTMS 干预后，患者 TRS 评分较治疗前下降 26.11%，效果可持续至 8 周，但与伪刺激组相比并无统计学差异，尚需进一步扩大样本量。总之，目前关于 rTMS 治疗特发性震颤的结论并不一致，可能与特发性震颤本身存在的症状及病因的异质性、纳入样本量、rTMS 治疗参数及干预脉冲数不同相关。

表 13-2 TMS 治疗特发性震颤的临床研究

作者及发表年份	疾病部位	刺激靶点	治疗参数	脉冲总数/线圈类别	不良反应	结果
Gironell A 等，2002 年	头部，上肢，手部	小脑蚓部	1Hz，100% MSO	300 个/蝶形线圈	无	rTMS 刺激后 5 分钟震颤较前明显改善，但 60 分钟时较刺激前无明显改善
Hellriegel H 等，2012 年	头部，上肢，手部	L-M1 手区	cTBS 真刺激 80% AMT，cTBS 伪刺激 30%AMT	600 个/"8"字形线圈	无	真刺激后震颤幅度减小，但临床量表评估无统计学差异
Popa T 等，2013 年	头部，咽喉，上肢	双侧小脑	1Hz rTMS，90% RMT，15 分钟	900×2×5 个/"8"字形线圈	无	rTMS 改善了震颤总体评分及绘画等功能评分，震颤幅度减小持续 3 周
Chuang WL 等，2014 年	上肢	M1，pre- M1	cTBS 80%AMT	600×3 个/"8"字形线圈	无	两个部位刺激后震颤幅度均有改善，但震颤频率无明显改变
Bolognb M 等，2015 年	上肢	右侧小脑半球	cTBS 80%AMT，40 秒	600 个/"8"字形线圈	无	cTBS 降低了健康对照组 M1 区皮质兴奋性，但 ET 患者震颤程度及持物均无显著改善
Badran BW 等，2016 年	上肢	pre-SMA	1Hz rTMS，110% RMT，20 分钟	1200×15 个/"8"字形线圈	无	TRS 评分较基线水平下降 26.11%，并可持续 4～8 周，但较伪刺激组无统计学差异

注：MSO，最大刺激输出强度。

（三）孤立性局部性震颤与特发性震颤的关系

头部震颤是特发性震颤及肌张力障碍型震颤的常见临床表现，但当患者仅仅表现为头部、咽喉或下颌等部位的孤立性震颤，而不伴双上肢震颤及其他神经系统阳性体征时，MDS 将之定义为孤立性头部震颤，如本章案例二仅表现为头部震颤。目前，孤立性头部震颤是否与 ET 或肌张力障碍型震颤的病理生理机制类似尚不明确，其与颈部肌张力障碍型头部震颤的关系也一直处于争论之中。一项纳入 241 例 ET 患者的研究发现，孤立性头部震颤可能是 ET 家族中的早期临床表现。孤立性头部震颤是否与 ET、肌张力障碍型震颤存在共同的功能起源值得研究者进一步探索。目前孤立性头部震颤的药物治疗效果非常有限，A 型肉毒杆菌及双侧 VIM 的 DBS 干预可以作为选择性治疗方案，但亦具有一定的局限性。无创神经调控方面，目前尚无 rTMS 在孤立性头部震颤中应用的报道，特发性震颤或肌张力障碍型震颤的 rTMS 治疗方案似乎值得借鉴。

（四）特发性震颤治疗方案选择及有效性探讨

本章介绍了小脑半球低频 rTMS 治疗 1 例特发性震颤老年患者及 1 例孤立性头部震颤青年女性的有效性及安全性。案例一无家族史，专科查体显示除右上肢孤立性动作性震颤外，无其他阳性体征；非运动症状方面，其认知、情绪、睡眠均无明显异常，颅脑 MRI 未见明显异常。案例二以孤立性头部震颤为主要表现，尚无双上肢震颤及其他神经系统阳性体征，不除外为特发性震颤的早期阶段。以上两个案例的具体发病机制尚不明确，考虑可能与小脑浦肯野细胞丢失、GABA 神经元减少、小脑异常神经震荡相关。

本章两个案例分别通过小脑半球+蚓部低频 rTMS 治疗 ET，以及通过小脑蚓部低频 rTMS 干预孤立性头部震颤。案例一虽然存在双上肢动作性震颤，但右手震颤显著，因此在治疗上选择小脑蚓部+右侧小脑半球。案例二表现为头部震颤，治疗首选中轴部小脑蚓部。

治疗效果方面，两例患者治疗过程中均未服用任何药物，rTMS 治疗 5 次后，案例一的双手震颤较前改善，右手倒水、夹菜时的震颤幅度明显缓解，随着治疗的进行，患者右手震颤程度进一步减轻，生活质量明显提高；3 个月后随访，患者诉未见明显复发迹象。案例二头部震颤随着治疗的进行逐步好转，治疗结束后 10 个月未见明显复发迹象。本章两个案例说明一定数量脉冲数的积累可能使 rTMS 产生持久的神经重塑作用，具体机制还有待进一步研究。目前关于小脑 rTMS 治疗 ET 的研究结论不一致，为了充分验证该方案的有效性，有必要在未来开展基于不同临床亚型、不同刺激靶点（如小脑蚓部、小脑半球、M1 区、PMC、pre-SMA）及不同刺激模式（rTMS、cTBS）的随机对照双盲临床试验，从而进一步验证 TMS 在 ET 中的治疗作用。

总之，ET 是一类包含不同病因学的异质性疾病。随着时间的推移，部分 ET

患者可能发展为 ET 叠加综合征、肌张力障碍型震颤或帕金森病相关性震颤，因此 ET 的诊断需满足持续病史在 3 年以上。ET 病因的异质性和病理生理机制的复杂性使得其诊断及治疗具有一定的挑战性，也使得从脑网络的角度理解和认识 ET 具有优势。目前已有研究者利用 fMRI 发现 ET 伴或不伴头部震颤时各自侧重的功能脑区及脑环路不同，ET、孤立性头部震颤及肌张力障碍型震颤可能共享潜在的病理生理学机制。ET、ET 叠加综合征及其之后可能转化的肌张力障碍型震颤等，有可能同属于一大类脑网络疾病。基于多模态影像学的疾病脑功能探索将有助于我们进一步理解 ET 不同亚型及其他类型震颤疾病的潜在机制。

　　目前，小脑-丘脑-大脑皮质脑网络中病理性神经震荡的存在被认为是 ET 的主要病理生理机制。在 ET 的 rTMS 治疗中，虽然小脑、M1 区、PMC 及 pre-SMA 似乎是合理的干预靶点，但目前尚不清楚哪种刺激方案可能是 ET 治疗的最佳选择，亦尚无相关研究探讨 rTMS 联合药物治疗是否较单纯药物治疗或 rTMS 干预具有更好的治疗效应。关于 rTMS 在 ET 患者中的治疗作用还需要进一步研究。总之，基于脑网络角度研究 ET 将为揭示其病理生理学机制提供新的启示，基于 ET 脑网络特征进行群体临床分型，利用个体化脑网络及连接探寻个性化靶点并进行精准干预，可能在未来更有利于开发基于无创神经调控的 ET 最佳治疗方案。

【主编点评】

　　ET 在神经内科临床比较常见，现有的药物治疗疗效不确定，部分患者尝试肉毒素及 DBS 治疗，这种疗法不仅有创，远期疗效也有待探讨。TMS 应用到 ET 治疗以来，有效报道很多，但疗效不一，主要原因在于 TMS 治疗目前还停留在几个经典的靶点，对于相对应的脑网络连接改变无从知晓，这给 TMS 治疗带来了一定的盲目性。脑疾病大多合并其他功能性改变，如 ET 叠加综合征、帕金森病的非运动症状，这就要求我们应该从脑网络的角度去看待脑疾病的发生发展，人类大脑有 1000 亿个神经细胞、10 亿组脑连接，单一大脑结构病灶无法解释疾病的临床症状，临床常以疾病的异质性来定义，但这一定义也给临床带来很大的困惑。而脑连接组学发现，不同临床综合征的某些临床症状如震颤可能共享潜在的病理生理学机制。ET、ET 叠加综合征及其之后可能转化的肌张力障碍型震颤等，有可能同属于一大类脑网络疾病，这就为今后探寻症状背后的机制，指导精准的个体化治疗提供了客观依据。

（石　雪　郭　毅）

参 考 文 献

Albanese A, Sorbo FD. 2016. Dystonia and tremor: the clinical syndromes with isolated tremor. Tremor Other Hyperkinet Mov（NY）, 6: 319

Badran BW, Glusman CE, Austelle CW, et al. 2016. A double-blind, sham-controlled pilot trial of pre-supplementary motor area（pre-SMA）1Hz rTMS to treat essential tremor. Brain Stimul, 9（6）: 945-947

Bhatia KP, Bain P, Bajaj N, et al. 2018. Consensus statement on the classification of tremors. from the task force on tremor of the International Parkinson and Movement Disorder Society. Mov Disord, 33（1）: 75-87

Bologna M, Rocchi L, Leodori G, et al. 2015. Cerebellar continuous theta burst stimulation in essential tremor. Cerebellum, 14（2）: 133-141

Broersma M, Van Der Stouwe AMM, Buijink AWG, et al. 2015. Bilateral cerebellar activation in unilaterally challenged essential tremor. Neuroimage Clin, 11: 1-9

Buijink AW, Van Der Stouwe AM, Broersma M, et al. 2015. Motor network disruption in essential tremor: a functional and effective connectivity study. Brain, 138（Pt10）: 2934-2947

Chuang WL, Huang YZ, Lu CS, et al. 2014. Reduced cortical plasticity and GABAergic modulation in essential tremor. Mov Disord, 29（4）: 501-507

Ferreira JJ, Mestre TA, Lyons KE, et al. 2019. MDS evidence-based review of treatments for essential tremor. Mov Disord, 34（7）: 950-958

Filip P, Lungu OV, Manto MU, et al. 2016. Linking essential tremor to the cerebellum: physiological evidence. Cerebellum, 15（6）: 774-780

Fox MD, Buckner RL, Liu H, et al. 2014. Resting-state networks link invasive and noninvasive brain stimulation across diverse psychiatric and neurological diseases. Proc Natl Acad USA, 111（41）: E4367-E4375

Gallea C, Popa T, García-Lorenzo D, et al. 2015. Intrinsic signature of essential tremor in the cerebello-frontal network. 138（Pt10）: 2920-2933

Gironell A, Kulisevsky J, Lorenzo J, et al. 2002. Transcranial magnetic stimulation of the cerebellum in essential tremor: a controlled study. Arch Neurol, 59（3）: 413-417

Gironell A. 2014. The GABA hypothesis in essential tremor: lights and shadows. Tremor Other Hyperkinet Mov（NY）, 4, 254

Gitchel GT, Wetzel Pa Fau-Baron MS, Baron MS. 2013. Slowed saccades and increased square wave jerks in essential tremor. Tremor Other Hyperkinet Mov（NY）, 3: tre-03-178-4116-2

Hanajima R, Tsutsumi R, Shirota Y, et al. 2016. Cerebellar dysfunction in essential tremor. 31（8）: 1230-1234

Hellriegel H, Schulz EM, Siebner HR, et al. 2012. Continuous theta-burst stimulation of the primary motor cortex in essential tremor. Clin Neurophysiol, 123（5）: 1010-1015

Helmich RC, Toni I, Deuschl G, et al. 2013. The pathophysiology of essential tremor and Parkinson's tremor. Curr Neurol Neurosci Rep, 13（9）: 378

Kang N, Cauraugh JH. 2017. Does non-invasive brain stimulation reduce essential tremor? A systematic review and meta-analysis. PLoS One, 12（9）: e0185462

Kronenbuerger M, Konczak J, Ziegler W Fau-Buderath P, et al. 2009. Balance and motor speech impairment in essential tremor. Cerebellum, 8（3）: 389-398

Latorre A, Rocchi L, Berardelli A, et al. 2019. The use of transcranial magnetic stimulation as a treatment for movement disorders: a critical review. Mov Disord, 34（6）: 769-782

Louis ED, Faust PL, Vonsattel JP, et al. 2007. Neuropathological changes in essential tremor: 33 cases compared with 21 controls. Brain, 130（Pt12）: 3297-3307

Louis ED，Meyers JH，Cristal AD，et al. 2018. Transient，isolated head tremor in "Unaffected" individuals：is essential tremor an even more prevalent disease than we suppose? Front Neurol，9：570

Louis ED. 2016. Non-motor symptoms in essential tremor：a review of the current data and state of the field. Parkinsonism Relat Disord，22 Suppl 1（1）：S115-S118

Parpaley Y，Skodda S. 2017. Deep brain stimulation in movement disorders：evidence and therapy standards. Fortschritte der Neurologie-Psychiatrie，85（7）：414-431

Pedrosa DJ，Nelles C，Brown P，et al. 2017. The differentiated networks related to essential tremor onset and its amplitude modulation after alcohol intake. Exp Neurol，297：50-61

Popa T，Russo M，Vidailhet M，et al. 2013. Cerebellar rTMS stimulation may induce prolonged clinical benefits in essential tremor，and subjacent changes in functional connectivity：an open label trial. Brain Stimul，6（2）：175-179

Quinn NP，Schneider SA，Schwingenschuh P. et al. 2011. Tremor--some controversial aspects. Mov Disord，26：18-23

Schuurman PR，Bosch DA，Merkus MP，et al. 2008. Long-term follow-up of thalamic stimulation versus thalamotomy for tremor suppression. Mov Disord，23（8）：1146-1153

Shih LC，Pascual-Leone A. 2017. Non-invasive Brain Stimulation for Essential Tremor. Tremor Other Hyperkinet Mov（NY），7：458

Shin HW，Hallett M，Sohn YH. 2019. Cerebellar repetitive transcranial magnetic stimulation for patients with essential tremor. Parkinsonism Relat Disord，64：304-307

Vander Stouwe AMM，Nieuwhof F，Helmich RC. 2020. Tremor pathophysiology：lessons from neuroimaging. Curr Opin Neurol，33（4）：474-481

第十四章　经颅磁刺激对遗传性脊髓小脑共济失调的治疗作用

【案例】

案例一

患者，女，34 岁，主因"步态不稳伴言语不清 2 年"入院。

患者 2 年前无明显诱因出现步态不稳，表现为行走时双下肢不受控制，怕走窄路，白天、夜间行走无差别，随后出现言语不清。患者症状逐渐加重，影响了其日常生活，为求诊治于笔者医院神经内科就诊。起病以来，患者精神、睡眠尚可，食欲一般，大小便正常。

患者既往有偏头痛病史，否认糖尿病、高血压等慢性病病史；否认肝炎、梅毒、艾滋病等传染病病史；否认手术、外伤史；否认药物过敏史。月经规律，育有 1 子。患者有阳性家族史，其父亲、姑妈出现过类似症状。

一般查体：生命体征平稳，心肺腹未见明显异常。专科查体：神志清，吟诗样语言，记忆力、计算力及定向力检查正常，双侧瞳孔等大等圆（d=3mm），对光反射灵敏，双眼水平凝视眼震，四肢肌力、肌张力正常，双侧肢体浅深感觉正常，四肢腱反射对称引出，双下肢病理征（−），脑膜刺激征（−），双侧指鼻试验、轮替试验及跟−膝−胫试验（+），Romberg 征（睁、闭眼）（+），宽基底步态，走一字路不能。国际合作共济失调评定量表（ICARS）总分为 41/100，共济失调评定量表（SARA）总分为 14/40（图 14-2A）。

辅助检查：全血细胞计数、肝肾功能、甲状腺功能、血糖、血电解质、铜蓝蛋白、血清微量元素均在正常范围。颅脑 MRI 示明显的小脑萎缩（图 14-1）。完善脊髓小脑共济失调（spinocerebellar ataxia，SCA）三核苷酸动态突变检测，*CACNA1A* 基因 CAG 扩增次数为 12/22 次，出现 22 次异常重复扩增。结合患者临床特点、阳性家族史及基因检测结果，诊断为遗传性脊髓小脑共济失调 6 型（SCA6）。美国 FDA 或欧洲药品管理局（EMA）尚未批准任何用于治疗 SCA 的药物。针对 SCA 非药物治疗，多项研究表明 rTMS 可以改善小脑的运动症状。经伦理委员会批准、患者同意及 TASS 评估后，我们对该患者进行了 rTMS 治疗。首先测量 RMT，随后根据阈值大小调节刺激强度，并将"8"字形线圈放置于患者小脑蚓部 Iz（国际 10-20 系统），予以高频（10Hz）rTMS 刺激（小脑蚓部，100%RMT，10Hz，刺激 1 秒，间歇 10 秒，总刺激数 1500 个脉冲/次）。每天治疗 1 次，每周治疗 5 天，连续治疗 4 周（表 14-1）。经 5 次治疗后，患者自觉症状开始有所好转，步态和站姿较前稳定。之后，患者说话含糊不清的情况也有所改善。在第 20 次 rTMS 治疗后立即进行临床评估：干预后 ICARS 总分为 16/100（图 14-2A），表明 rTMS 治疗后姿势步态障碍、运动功能和言语障碍各分值均显著降低；眼球运动障碍未见改善；干预后 SARA 总分为 6/40，除手指追逐外，所有分项得分均有所下降（图 14-2B）。患者及家属主观评价为有效。整个治疗过程中患者未诉头痛、头晕、耳鸣、抽搐等不良反应。之后，没有观察到共济失调症状复发。随访期间，患者能够恢复其正常的日常生活。治疗 18 个月后再次干预，在第 20 次 rTMS 治疗后进行神经学评估，ICARS 总分从第一周期 20 次治疗时的 16/100 降至 11/100 分，SARA 总分从 6/40 降至 2.5/40，各分项得分如图 14-2A。此时患者运动和语言功能均进一步改善。值得注意的是，在 rTMS 治疗之前、期间和之后，患者没有接受其他针对 SCA 的治疗。

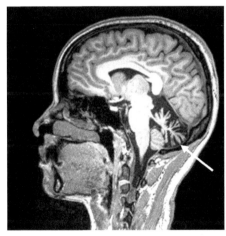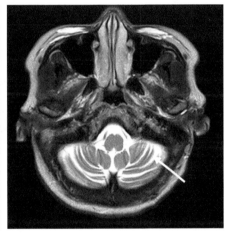

图 14-1　案例一（SCA6）颅脑 MRI 平扫

可见小脑萎缩（箭示）

案例二

患者，女，39 岁，主因"双下肢乏力，步态不稳 4 年"入院。

4 年前患者自觉双下肢乏力、步态不稳，症状逐渐恶化，并出现语速变慢，双上肢活动不灵活，双眼睑不自主跳动，偶有双下肢僵硬、吞咽困难及饮水呛咳，影响了其日常生活，为求诊治于笔者医院神经内科就诊。患者起病以来，精神、睡眠尚可，食欲一般，大小便正常。

患者既往有偏头痛病史，否认糖尿病、高血压等慢性病病史；否认肝炎、梅毒、艾滋病等传染病病史；否认手术、外伤史，否认药物过敏史。月经规律，育有 1 子 1 女。患者有阳性家族史，其父亲、叔父、伯父均有类似症状。

一般查体：生命体征平稳，心肺腹未见明显异常。专科查体：神志清，语言欠流利，记忆力、计算力及定向力检查正常，双侧瞳孔等大等圆（d=3mm），对光反射灵敏，双眼水平凝视眼震，双眼睑可见肌束震颤，四肢肌力、肌张力正常，双侧肢体深浅感觉正常，四肢腱反射对称引出，双下肢病理征（＋），脑膜刺激征（－），双侧指鼻试验、轮替试验及跟-膝-胫试验（＋），Romberg 征（睁、闭眼）（－），宽基底步态，走一字路不稳定。ICARS 总分为 18/100，SARA 总分为 8.5/40。

辅助检查：全血细胞计数、肝肾功能、甲状腺功能、血糖、血电解质、铜蓝蛋白、血清微量元素均在正常范围。颅脑 MRI 未见明显小脑萎缩。完善 SCA 三核苷酸动态突变检测，ATXN1 基因 CAG 扩增次数为 26/48 次，出现 48 次异常重复扩增。结合患者临床特点、阳性家族史及基因检测结果，考虑为遗传性脊髓小脑共济失调 1 型（SCA1）。

患者曾服用多种维生素、胞磷胆碱等治疗，疗效不明显。经伦理委员会批准、患者同意及 TASS 评估后，我们对该患者进行了高频 rTMS 治疗。首先测量 RMT，随后根据阈值大小调节刺激强度，并将"8"字形线圈放置于患者小脑蚓部 Iz（国际 10-20 系统），予以高频（10Hz）rTMS 刺激（小脑蚓部，100%RMT，10Hz，刺激 1 秒，间歇 10 秒，总刺激数 1500 个脉冲/次）。每天治疗 1 次，每周治疗 5 天，连续治疗 4 周（见表 14-1）。经 20 次治疗后，患者自觉症状开始有所好转，步态和站姿较前稳定，说话含糊不清的情况也有所改善。在第 20 次 rTMS 治疗后立即进行临床评估，干预后 ICARS 总分从 18/100 降至 8/100，表明 rTMS 治疗后患者姿势步态障碍、肢体协调障碍均显著改善；患者的构音障碍和眼球运动障碍未见改善；SARA 总分从 8.5/40 降至 4/40，躯干及肢体共济失调分项得分均有所下降（图 14-2B）。间隔 2 周后，患者进入下个周期 rTMS 治疗。在第 40 次 rTMS 治疗后进行神经学评估，ICARS 总分为 13/100 分，SARA 总分为 4/40 分（图 14-2C、D），SARA 评分提示症状改善不明显，ICARS 示肢体协调障碍较第 20 次 rTMS 治疗后分值有所增加（图 14-2C）。整个治疗过程中患者未诉头痛、头晕、耳鸣、抽搐等不良反应。患者主观反映第 40 次治疗和第 20 次治疗疗效相似，未见加重。

表 14-1　案例一和案例二 rTMS 治疗方案

患者	刺激靶点	刺激强度	刺激频率（Hz）	串刺激时间（秒）	串间歇时间（秒）	每次治疗时间（分钟）	单次总脉冲数（个）	治疗次数
1	小脑蚓部	100%RMT	10	1	10	28	1500	20 次/周期×2（间隔 18 个月）
2	小脑蚓部	100%RMT	10	1	10	28	1500	20 次/周期×2（间隔 2 周）

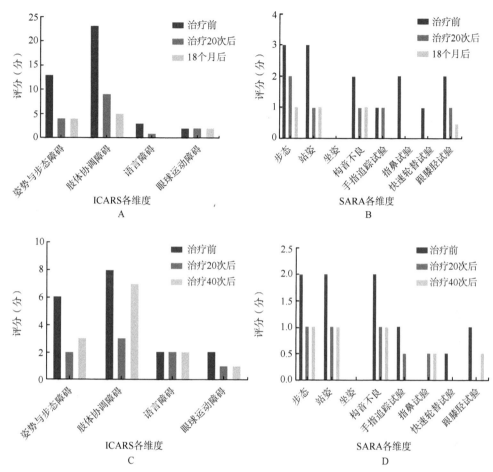

图 14-2　rTMS 治疗前后 SCA 患者 ICARS、SARA 各维度评分改变

A、B. 案例一；C、D. 案例二

【讨论】

（一）遗传性脊髓小脑共济失调及其发病机制

脊髓小脑共济失调（SCA）为常染色体显性遗传性共济失调的主要类型，具有高度的临床及遗传异质性。SCA 病变累及脊髓和小脑，以进展性小脑共济失调为主要临床表现，包括步态不稳、肢体协调障碍、构音障碍、眼球运动异常等症状，常合并锥体束征、锥体外系症状、认知功能障碍等其他神经系统表现。常染色体显性遗传性共济失调在欧洲的发病率为（1~3）/10 万。SCA 的发病率根据地域和种族的不同而存在差异。在大多数国家和地区（包括我国），脊髓小脑共济失调 3 型（SCA3），又称马查多·约瑟夫病（Machado Joseph disease，MJD）

是常染色体显性遗传性共济失调最常见的亚型。

迄今为止，已发现 SCA 有 40 多种不同的遗传亚型，其中 37 种亚型的致病基因已被克隆（参见 https：//neuromuscular.wustl.edu/ataxia/domatax.html）。SCA 致病基因突变形式多种多样，除常见的点突变、微小插入/缺失突变、重排突变（SCA15/16 和 SCA20）、非编码区多核苷酸重复突变（SCA8、SCA10、SCA12、SCA31）外，最常见的突变形式为编码区 CAG 三核苷酸重复突变（SCA1、SCA2、SCA3、SCA6、SCA7、SCA17、DRPLA）。CAG 编码谷氨酰胺，编码区 CAG 三核苷酸重复扩增次数超过正常阈值，导致多聚谷氨酰胺异常延长，蛋白错误折叠，由此引起的一系列疾病称为多聚谷氨酰胺疾病（polyglutamine disease，polyQ disease）。多聚谷氨酰胺的 SCA 患者起病年龄平均为 30～40 岁。有文献表明，CAG 重复次数的多少与患者起病年龄呈负相关，即重复次数越多，发病年龄越小。尽管 SCA 很多致病基因已明确，但其具体发病机制尚未完全阐明。目前，SCA 病理生理机制主要包含有 4 种假说。①毒性蛋白片段假说：编码区 CAG 重复扩展产生异常长度的谷氨酰胺残基，获得新的毒性效益；②基因的转录和表达失调假说：在非编码区的重复扩展可能改变基因的转录水平或产生含异常扩增的核糖核苷酸三联体的毒性 RNA 转录本；③细胞内蛋白稳态破坏假说；④钙超载、轴突运输障碍和线粒体功能障碍假说。

（二）遗传性脊髓小脑共济失调治疗进展

迄今为止，遗传性 SCA 尚无有效的病因治疗。SCA 是单基因疾病，以突变基因为靶点的反义寡核苷酸（antisense oligonucleotide，ASO）和 miRNA3 干预 polyQ 毒性蛋白表达的治疗目前仍处于动物试验阶段。一项研究表明，ASO 可降低 SCA1 小鼠模型 ATXN1 蛋白的功效，并改善运动协调性。在 SCA6 小鼠模型中，针对有毒基因产物的 miRNA 干预也可以改善运动能力和阻止浦肯野细胞退化。这几项临床前研究表明，在 SCA 动物模型中，通过基因治疗下调突变蛋白的表达可能作为一种疾病修饰疗法。

目前，遗传性 SCA 临床主要是对症治疗，但大多数药物没有经过长期验证，缺乏可重复性。最近，美国神经病学学会指南制定、传播和实施小组委员会在一份报告中系统地回顾了共济失调治疗的相关证据，显示只有少数研究有希望改善小脑共济失调的部分亚型，例如，对于发作性 2 型共济失调患者，4-氨基吡啶（15mg/d）可能在 3 个月内降低共济失调发作频率（1 项Ⅰ类研究）；对于混合病因的共济失调患者，利鲁唑可能在 8 周后改善共济失调症状（1 项Ⅰ类研究）；对于 Friedreich 共济失调或 SCA 患者，利鲁唑可能在 12 个月后改善共济失调症状（1 项Ⅰ类研究）；对于 SCA3 患者，丙戊酸（1200mg/d）可能在 12 周后改善共济失调症状；对于脊髓小脑变性的患者，促甲状腺素释放激素可能会在 10～14 天内改善部分共济失调症状（1 项Ⅱ类研究）。

　　TMS 作为一项无创、无痛的体外神经调控技术，如今已逐步应用于共济失调治疗，rTMS 可产生持续的抑制或增强皮质兴奋性的作用，通过改变刺激的频率、强度、位置及次数，可以控制产生效果的大小和方向。1999 年，Shimizu H 首次评估了 4 例 SCA 患者（2 例为 SCA6、1 例为 SCA1 和 1 例为 SCA7）低频 rTMS 治疗的疗效。在小脑上连续21天以100%RMT施加10个脉冲、脉冲间隔超过5秒的rTMS治疗后，10m 步行所需的时间、步数较治疗前显著降低，串联步数增加，检测 30 秒内追踪躯干平衡的总长度显著减少，但 4 例 SCA 患者的眼球震颤、构音障碍和上肢协调障碍治疗前后没有明显改变。他们还用单光子发射计算机断层扫描（SPECT）观察到 rTMS 治疗后 SCA 患者小脑半球、壳核和脑桥的血流量显著增加。随后，在一组双盲真假刺激试验中，74 例散发性或遗传性脊髓小脑变性（包括橄榄体脑桥小脑萎缩、SCA1、SCA3、SCA6 等）患者接受了类似的治疗方案，10 个 TMS 脉冲连续 21 天作用于小脑半球和小脑蚓部，观察到与假刺激组相比，治疗组患者的步速和站立能力有了更显著的改善，治疗组小脑和脑桥的平均区域脑血流量增加。值得注意的是，单纯小脑萎缩的个体较橄榄桥小脑萎缩的个体受益更大。当每周持续 1 次或 2 次 rTMS 治疗时，这种改善可一直保持到试验结束后至少 6 个月，而每 2 周刺激 1 次会迅速使之恢复到基线状态。2013 年，Farzan F 使用相同 rTMS 治疗模式治疗 1 例可能诊断为特发性迟发性小脑共济失调的患者时，对患者治疗前后的功能活动、站立姿势控制和步态运动学的改善情况进行量化，并提出 rTMS 可能干扰了小脑皮质对齿状核的抑制作用，增强了运动皮质和前庭核的激活，最终干扰小脑大脑抑制。Farzan F 还报道了患者非运动功能的明显改善，这可能是由调节深部小脑核和前额叶区域之间的脑连接发挥作用。另外有学者对 1 例 SCA6 患者进行单项观察，用单脉冲 TMS 同时刺激运动皮质和小脑，每周 5 天，疗程 2 周，2 周后重复相同的疗程，共在运动皮质上施加大约 0.3Hz 的 20 个单脉冲 2 次（20 个逆时针和 20 个顺时针，将线圈保持在中央中线区），然后在小脑上施加 10 个 0.5Hz 的单脉冲 2 次（10 个逆时针和 10 个顺时针）。用国际合作共济失调评定量表（ICARS）评估后，他们发现刺激运动皮质后，伴随着肢体共济失调的改善，复视有明显的改善。最近，Manor 和他的同事公布了一项随机、双盲、病例对照试验的结果，在这项试验中，20 例 SCA 患者（1 例 SCA1，1 例 SCA2，13 例 SCA3，3 例 SCA6，1 例 SCA8，1 例 SCA14）参加了为期 4 周、20 次的 rTMS 干预试验。每个部位接受 10 个脉冲，三个部位总共接受 30 个脉冲。然而，因 rTMS 组和假刺激组之间有显著的基线差异，前者 SARA 评分较低，并且在反映肢体协调运动的九孔钉试验（9HPT）中执行速度更快，这意味着患者共济失调症状不太严重，因此研究人员计算了从基线到随访的每个结果的百分比变化，显示rTMS治疗组患者 1 个月后SARA评分的降幅更大，特别是在"站立"分项得分方面有好的表现。这些结果被运动姿势控制试验所证实，而九孔钉试验却不明显，这提示躯干型共济失调较肢体型共济失调症状更容易被改变。以上这些研究表明，小脑低频 rTMS 治疗能有效改善患者小脑共济失调症状（表 14-2），目前暂无 rTMS 不良反应的报道。

表 14-2　TMS 治疗脊髓 SCA 的临床研究

作者及发表年份	病种（病例数）	刺激靶点	是否双盲	刺激方案	线圈类别	结果
Shimizu 等，1999 年	SCA6（2 例），SCA1（1 例），SCA7（1 例）	小脑蚓部及旁开 4cm 的左右小脑半球	否	每天每个靶点 10 个脉冲，治疗 21 天为 1 个周期	圆形线圈	行走 10m 步速增加，步数减少；躯干摆动减少，串联步态改善；构音不良、眼球震颤、肢体共济失调未见改善
Shiga 等，2002 年	散发性或遗传性脊髓小脑变性（74 例）	小脑蚓部及旁开 4cm 的左右小脑半球	是	每天每个靶点 10 个脉冲，治疗 21 天为 1 个周期	圆形线圈	行走 10m 步速增加，串联步态及站立能力改善；单纯小脑萎缩患者比小脑萎缩合并 OPCA 患者疗效大；TMS 维持每周 1～2 次，疗效可以维持至少 6 个月
Farzan 等，2013 年	特发性晚发性小脑萎缩（1 例）	小脑蚓部及旁开 4cm 的左右小脑半球	否	每天每个靶点 10 个脉冲，治疗 21 天为 1 个周期	圆形线圈	言语和上肢的辨距不良及震颤有所改善；静态姿势摇晃减少；CBI 减少；步速增加
Kawamura 等，2018 年	SCA6（1 例）	单脉冲 TMS 刺激小脑和皮质运动区中央中线区	否	在中央中线区施加 0.3Hz 的 20 个单脉冲 2 次，然后在小脑上施加 10 个 0.5Hz 的单脉冲 2 次。每周 5 天，2 周为 1 个疗程	未提及	刺激运动皮质后，伴随着肢体共济失调的改善，复视有明显的改善
Dang 等，2018 年	SCA6（1 例）	10Hz rTMS	否	每天 1500 个脉冲，4 周 20 次治疗为 1 个疗程	"8" 字形线圈	治疗前、后及随访 18 个月 SARA 和 ICARS 评分下降明显
Manor 等，2019 年	SCA1（1 例），SCA2（1 例），SCA3（13 例），SCA6（3 例），SCA8（1 例），SCA14（1 例）	神经导航下的 rTMS 刺激小脑蚓部及旁开 4cm 的左右小脑半球	是	每天每个靶点 10 个脉冲，治疗 20 天为 1 个周期	圆形线圈	较对照组，治疗组从基线到随访 1 个月 SARA 评分改善明显，特别是在 "站立" 分项方面突出；在 9 孔钉试验方面改善无差异

注：CBI，小脑大脑抑制；OPCA，橄榄体脑桥小脑萎缩；SARA，共济失调评定量表；ICARS，国际合作共济失调评定量表。

（三）遗传性脊髓小脑共济失调治疗方案选择及有效性探讨

rTMS 治疗 SCA 的基本原理主要为其能调节小脑的活动，改变小脑与其他脑区的连接性，逆转疾病的病理生理学异常。1995 年，Ugawa 等通过成对脉冲经颅磁刺激量化的手段展示了小脑齿状核–丘脑–皮质通路的完整性。在运动皮质上施加磁脉冲刺激之前 5～7 毫秒的时间窗口内，在对侧颅底小脑施加条件性刺激，运动诱发电位（MEP）振幅降低，暗示小脑对对侧大脑皮质存在抑制作用。从生理学角度看，浦肯野细胞对小脑深层核团有抑制作用。小脑深层核团发出小脑唯一的传出纤维，经丘脑腹外侧部传递后投射至对侧运动皮质，产生兴奋性效应。因此，小脑条件性刺激的效应包括浦肯野细胞的激活，小脑深层核团的抑制，从而降低对侧运动皮质的兴奋性，这一现象被称为小脑大脑抑制（CBI）。随后对不同途径病变所致的小脑共济失调患者进行的研究显示，在涉及小脑传出束的病理情况下，CBI 减少或消失。另一方面，当小脑传入系统受累时，患者表现出正常的运动皮质抑制。2019 年，Nakamura 采集 1 例具有小脑共济失调症状的水俣病（Minamata disease）患者的静息态功能性磁共振成像（Rs-fMRI）数据，比较其与19 例健康受试者的 M1 区连接性差异，发现该患者 M1 区的连接性增强，表明小脑齿状核–丘脑–皮质通路被激活，故选择高频小脑 rTMS（5Hz，90% RMT）来抑制该通路，从而改善共济失调症状。该研究提示高频小脑 rTMS 治疗小脑共济失调的作用可能是通过抑制小脑齿状核–丘脑–皮质通路实现的。以上为本章选择小脑高频 rTMS 治疗 SCA 提供了一定的理论支持。

本章介绍了高频 rTMS 治疗 2 例不同类型 SCA 患者的有效性及安全性。2 例患者均为中年女性，慢性病程，隐匿起病，有阳性家族史和偏头痛史，专科查体可见水平凝视眼震，双侧指鼻试验、轮替试验及跟–膝–胫试验阳性，宽基底步态，予以相同高频 rTMS 治疗后共济失调症状均有所改善，且以姿势步态和肢体协调分项改善较为明显。但是，两例患者在基因诊断、临床表现、严重程度及对治疗疗效可持续性方面又略有不同。案例一基因诊断为 SCA6，临床表现较为单纯，主要表现为共济失调，但症状较重，颅脑 MRI 可见小脑明显萎缩，高频 rTMS 治疗疗效好，且随访治疗 18 个月后再次干预，在第 20 次 rTMS 治疗后，进行临床评估，疗效仍有部分维持。案例二基因诊断为 SCA1，临床表现除共济失调外，还合并锥体束征和双眼睑肌束震颤，ICARS 和 SARA 评分较低，症状较轻，颅脑MRI 未见小脑明显萎缩。该患者在第 20 次 rTMS 治疗后，相关临床评估分数有所下降，但在间隔 2 周进行第 2 个疗程的治疗时，患者症状改善不明显，相关临床评估分数有所回升。不同亚型 SCA 患者使用相同高频 rTMS 治疗方案疗效上存在一定的差异，提示不同亚型 SCA 患者的小脑环路受损部位、程度存在差异性。

总之，目前关于 TMS 治疗遗传性 SCA 的治疗靶点、模式及治疗结果尚无统一定论，原因可能与研究的诊断标准、纳入人群数量及异质性、观察时间点及评价指标等因素相关。SCA 患者 TMS 治疗的下一个挑战在于从（遗传）病因的角度出发，进行同质队列研究，探索后续 TMS 治疗的效果和最佳时机，以及探寻针对 SCA 特定亚型的脑电生物标记物。

【主编点评】

遗传性 SCA 临床上基本无明确的治疗方法，近年来由于 TMS 的应用，报道了不少治疗后病情改善的案例。由于遗传性 SCA 本身的异质性较大，临床分型较多，治疗效果各异。本章中案例一为 SCA6，有明确的家族史，小脑萎缩非常明显。文献中对此类患者均以低频治疗为主，我们采用和文献报道相反的高频 rTMS 治疗，治疗有效，效果维持时间近 2 年。因此，进一步了解 SCA 患者功能脑网络脑变化特征，制订个体化治疗方案，将是未来治疗遗传性 SCA 的一个重要方向。

（周致帆　郭　毅）

参 考 文 献

Durr A. 2010. Autosomal dominant cerebellar ataxias：polyglutamine expansions and beyond. Lancet Neurol，9（9）：885-894

Farzan F，Wu Y，Manor B，et al. 2013. Cerebellar TMS in treatment of a patient with cerebellar ataxia：evidence from clinical，biomechanics and neurophysiological assessments. Cerebellum，12（5）：707-712

Iwata NK，Ugawa Y. 2005. The effects of cerebellar stimulation on the motor cortical excitability in neurological disorders：a review. Cerebellum，4（4）：218-223

Kawamura K，Etoh S，Shimodozono M. 2018. Transcranial magnetic stimulation for diplopia in a patient with spinocerebellar ataxia type 6：a case report. Cerebellum Ataxias，5：15

Kikuchi S，Mochizuki H，Moriya A，et al. 2012. Ataxic hemiparesis：neurophysiological analysis by cerebellar transcranial magnetic stimulation. Cerebellum，11（1）：259-263

Manor B，Greenstein PE，Davila-Perez P，et al. 2019. Repetitive transcranial magnetic stimulation in spinocerebellar ataxia：a pilot randomized controlled trial. Front Neurol，10：73

Miyazaki Y，Du X，Muramatsu S. et al. 2016. An miRNA-mediated therapy for SCA6 blocks IRES-driven translation of the CACNA1A second cistron. Sci Transl Med，8（347）：347ra94

Nakamura M，Bekki M，Miura Y，et al. 2019. Cerebellar transcranial magnetic stimulation improves ataxia in minamata disease. Case Rep Neurol，11（2）：167-172

Schols L，Bauer P，Schmidt T，et al. 2004. Autosomal dominant cerebellar ataxias：clinical features，genetics，and pathogenesis. Lancet Neurol，3（5）：291-304

Scoles DR，Meera P，Schneider MD，et al. 2017. Antisense oligonucleotide therapy for spinocerebellar ataxia type 2. Nature，544（7650）：362-366

Shiga Y，Tsuda T，Itoyama Y，et al. 2002. Transcranial magnetic stimulation alleviates truncal ataxia in spinocerebellar degeneration. J Neurol Neurosurg Psychiatry，72（1）：124-126

Shimizu H，Tsuda T，Shiga Y，et al. 1999. Therapeutic efficacy of transcranial magnetic stimulation for hereditary spinocerebellar degeneration. Tohoku J Exp Med，189（3）：203-211

Ugawa Y，Day BL，Rothwell JC，et al. 1991. Modulation of motor cortical excitability by electrical stimulation over the cerebellum in man. J Physiol，441：57-72

Ugawa Y，Uesaka Y，Terao Y，et al. 1995. Magnetic stimulation over the cerebellum in humans. Ann Neurol，37（6）：703-713

Zesiewicz TA，Wilmot G，Kuo SH，et al. 2018. Comprehensive systematic review summary：treatment of cerebellar motor dysfunction and ataxia：report of the guideline development，dissemination，and implementation subcommittee of the American Academy of Neurology. Neurology，90（10）：464-471

第十五章　经颅磁刺激对神经病理性疼痛及偏头痛的治疗作用

【案例】

案例一

患者，女，51岁，主因"反复右侧颌面部疼痛3个月"就诊。

患者3个月前行根管治疗后出现右侧颌面部疼痛，呈放电样，持续1分钟后缓解，洗脸、进食可诱发疼痛，疼痛次数逐渐增加，出现持续性隐痛，于外院就诊，考虑"三叉神经痛"，给予"卡马西平100mg bid、醋酸泼尼松片20mg qd"对症治疗后症状稍有缓解，但进食仍偶可触发疼痛，为进一步治疗就诊于笔者医院。

患者平素工作压力较大，睡眠、胃纳一般，曾有耳鸣病史，具体诊治不详。否认高血压、糖尿病、冠心病、肾功能不全等慢性疾病病史；否认肝炎、结核等传染病病史；否认手术、外伤、输血史；否认食物、药物过敏史；预防接种史不详；个人史、月经史、婚育史、家族史方面均无特殊。

一般查体：生命体征平稳，心肺腹未见明显异常。神经系统查体未见明显异常，张口咀嚼时可诱发右侧颌面颊部疼痛，呈放电样，程度剧烈，持续1分钟后可缓解。

辅助检查：颅脑MRI+MRA未见明显异常，未见明显血管压迫三叉神经情况。主观评价量表评分10分，疼痛程度剧烈，严重影响日常生活。结合患者病史特点、体格检查及检查结果，基本可明确为三叉神经痛。

入院后给予"奥卡西平0.15g bid"对症治疗，经患者同意、TASS评估后，同时辅以外周磁刺激治疗。首先测量RMT，随后将"8"字形线圈放置于患者疼痛侧，即右耳耳前靠下颌支分布区，刺激强度为100%RMT，刺激频率为1Hz，串刺激时间10秒，串间歇时间1秒，每次治疗25分钟，单次总脉冲数1360个，每日治疗1次（表15-1）。首次治疗后患者感觉疼痛程度较前减轻。在治疗4次后，患者反映因工作压力较大导致睡眠质量欠佳，入睡困难，故第5次治疗时在原有刺激方案基础上增加RDLPFC低频刺激方案辅助睡眠（刺激部位为RDLPFC，刺激频率为 1Hz，串刺激时间 10 秒，串间歇时间 1 秒，每次治疗 25 分钟，单次总脉冲数 1360 个，每日治疗 1 次）。治疗 10 次后，患者诉洗脸、进食诱发右侧颌面颊部疼痛次数较前减少，同时程度也有所减轻。患者坚持上述方案继续治疗，并逐步将奥卡西平减至 75mg/d，疼痛发作频率及程度仍逐渐趋好，治疗 14 天后主观疼痛总体改善约 80%。目前患者仍在间断治疗中。

案例二

患者，女，47 岁，主因"反复头痛 10 余年，加重 2 周"入院。

患者 10 余年前无明显诱因出现头痛，表现为单侧搏动样头痛，发作前偶有畏光、畏声表现，疼痛剧烈时伴恶心呕吐，平卧休息时加重，自行口服非甾体类抗炎药物后头痛可缓解，但仍有发作，平均每周发作 1～2 次。曾反复在外院就诊，诊断为"偏头痛"。之后患者头痛程度逐渐加重，自觉累及全脑，口服非甾体类止痛药效果欠佳，需要服用利扎曲普坦才能缓解，发作频率也逐步增加，近 1 年来每日均有发作，发作间期仍觉全脑胀痛不适，偶伴刺痛感，疼痛部位不固定，游走性发作。近 2 周头痛发作频率较前进一步增加，平均每天发作 2 次，每次发作均需服用利扎曲普坦 10mg 方可缓解，伴后枕部及肩颈部僵硬不适感。现为进一步诊治，至笔者医院门诊就诊，以"头痛待查"收入神经内科。患者起病以来，精神可，睡眠差，胃纳一般，大小便正常，近期体重无明显改变。

患者否认既往高血压、糖尿病等慢性病病史；否认肝炎、梅毒、艾滋病等传染病病史；有腰椎间盘突出症病史，曾行微创手术治疗；否认其余手术、外伤史；多年服用利扎曲普坦控制头痛发作，否认药物过敏史；月经史正常。

一般查体：生命体征平稳，心肺腹未见明显异常。专科查体：神清语利，记忆力、计算力及定向力检查正常，脑神经检查无异常，脑膜刺激征（–），四肢肌力、肌张力正常，双侧肢体浅深感觉正常，四肢腱反射对称引出，双下肢病理征（–），双侧指鼻试验及跟–膝–胫试验稳准，闭目难立征（–），步态正常。

辅助检查：全血细胞计数、肝肾功能、甲状腺功能、血糖、血电解质、血尿酸、同型半胱氨酸、风湿免疫指标、感染二项均在正常范围。颅脑 MRI（图 15-1）示双侧额顶枕叶少许小缺血灶，颅脑 MRA 平扫未见异常。颈椎 MRI 平扫（图 15-2）示颈椎间盘变性；C_2～C_7 椎间盘向后突出，颈椎轻度退行性变；腰椎间盘变性，L_5S_1 椎间盘信号异常并右后突出可能；$L_{3、4}$、$L_{4、5}$ 椎间盘稍向后膨出；腰椎退行性变；L_4 椎体内血管瘤（图 15-2）。运动诱发电位提示上下肢运动诱发电位及中枢传导时间未见明显异常。经颅多普勒超声（TCD）探及血管无明显异常。TCD 发泡试验阴性，不支持右向左分流。脑电图提示后头部低幅 β 活动增多。Neuro-11 提示患者有神经症可能（17 分）；HAMA 及 HAMD 结果提示患者可能存在焦虑（7 分）与极轻的抑郁（17 分）；MoCA 结果提示患者无轻度认知功能损害（27 分）；PSQI 提示患者睡眠质量较差，健康状况受睡眠影响，甚至影响到其工作及学习（15 分）。结合患者病史特点、体格检查及专科检查结果，可确诊慢性偏头痛，且合并药物过量使用性头痛。

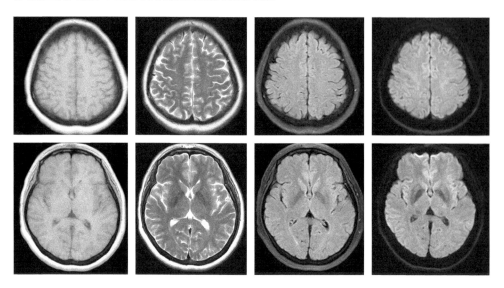

图 15-1　案例二颅脑 MRI

未见明显异常，分别为 T_1 成像、T_2 成像、FLAIR 成像及弥散成像

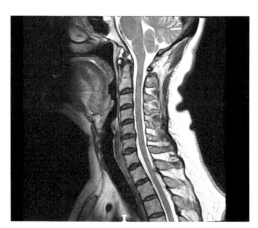

图 15-2　案例二颈椎 MRI

$C_{2,3} \sim C_{6,7}$ 椎间盘向后突出（T_2 成像）

患者入院前未规律接受偏头痛规范化诊治及评估，未使用任何预防性药物，近 2 年每日服用利扎曲普坦达 30～40mg，药物作用效果逐渐减低，头痛已严重影响患者日常生活及睡眠质量，且大量依赖药物已对其造成了很大的心理负担。因此，针对患者情况，我们在给予规律的氟桂利嗪、度洛西汀等药物预防性治疗的

基础上，辅以 TMS 治疗。美国 FDA 已于 2013 年批准 TMS 在先兆性偏头痛中的应用。经伦理委员会批准、患者同意及 TASS 评估后，我们对该患者进行了 rTMS 治疗。首先测量 RMT，随后根据阈值大小调节刺激强度，并将"8"字形线圈放置于患者双侧大脑半球 M1 区对应中线处（双侧 M1 区），以 100%RMT 强度（该患者为 28）给予高频（10Hz）rTMS 刺激，串刺激时间 1 秒，串间歇时间 10 秒，每次治疗 25 分钟，单次总脉冲数 1360 个（表 15-1）。每日治疗 2 次，在治疗次日第 3 次治疗后，患者头痛发作频率减少至每日 1 次，治疗 3 日（6 次治疗）后头痛时呕吐及畏光症状基本缓解，但仍有恶心不适，头痛程度虽较前无明显减轻，但发作时仅需服用利扎曲普坦 5mg 即可缓解。治疗 4 日后患者未再出现偏头痛，其间仍偶有后枕部沉重胀痛感。在治疗 14 天结束后对患者进行个体化主观疼痛感受评估，患者主观评价为有效，总体改善程度约 30%，但因头部闷痛感并未完全改善，继续治疗欲望强烈。整个治疗过程中患者未诉头痛、头晕、耳鸣、抽搐等不良反应。治疗结束随访 1 个月，患者 1 个月内共再发偏头痛 3 次，每次头痛发作持续时间较前缩短，发作间期睡眠及后枕部胀痛感均较前有所减轻，生活质量得到了大幅提升。

表 15-1 案例一和案例二 rTMS 治疗方案

患者	刺激靶点	刺激强度	刺激频率（Hz）	串刺激时间（秒）	串间隔时间（秒）	每次治疗时间（分钟）	单次总脉冲数（个）	治疗次数
1	疼痛侧耳前、下颌支分布区+RDLPFC（第 5 次治疗起）	100%RMT	1	10	1	25	1360	20
2	双侧 M1 区中线处	100%RMT	10	1	10	25	1360	20

【讨论】

（一）神经病理性疼痛及偏头痛发病机制

神经病理性疼痛是指由疾病或组织受损累及神经系统所引起的疼痛，病因包括代谢性、神经退行性改变、血管性、肿瘤性、炎性、外伤性、中毒性、遗传性因素等，多呈慢性化趋势。慢性神经病理性疼痛患病率占全球人口的 6.9%～10%，是造成全球疾病负担的主要因素之一。国际疼痛研究协会在 2019 年对慢性神经病理性疼痛按 ICD-11 进行分类，主要分为慢性周围性神经病理性疼痛（如三叉神经痛、带状疱疹后遗神经痛、周围神经损伤后遗神经痛、疼痛性多发周围神经病等）及慢性中枢性神经病理性疼痛（如颅脑损伤后遗神经痛、脊髓损伤后遗神经痛、脑卒中后疼痛、多发性硬化相关神经痛等），基本涵盖神经科、康复科、疼痛科临床常见疼痛类型。不同疾病的疼痛表现不尽相同，但神经病理性疼痛常造成严重的痛苦和残疾，干扰患者的日常生活及工作，甚至对患者心理、精神等带来不小的压力。因此，针对疼痛治疗的研究一直是基础及临床研究的热门方向。

在分子层面，突触的可塑性被认为与神经病理性疼痛密切相关。在动物模型中，可观察到大鼠脊髓背角突触前膜面积增大、囊泡数量增加、突触间隙增宽，以及突触后致密物的增多，提示神经病理性疼痛与突触结构改变存在相关性。神经损伤模型中也发现损伤可持续激活外周高频信号，促进突触囊泡向间隙的释放，产生长时程增强。同时，突触后膜 N-甲基-D-天冬氨酸受体（NMDAR）通过神经活性依赖的方式影响突触可塑性的形成，介导神经病理性疼痛的形成和维持。炎性改变也是神经病理性疼痛形成和维持的重要一环。星形胶质细胞及小胶质细胞在慢性疼痛状态下被持续激活，大量释放一氧化氮、谷氨酸、前列腺素、白介素、P 物质等炎性因子，诱导疼痛后神经周围炎性反应。脊髓背根神经节中的神经元型一氧化氮合酶（nNOS）也参与了脊髓水平伤害性信号的传递，在外周神经受到损伤时过度表达，产生痛觉异常或痛觉过敏，调节疼痛的产生与维持。

疼痛也会引起电信号的改变。电生理研究发现，躯体感觉神经纤维的活动增加或疼痛内源性控制的改变是诱导和维持疼痛的重要机制。γ 振荡是脑电中群体神经细胞放电的一种形式，其生理功能可能与认知、感知觉和慢波睡眠等多种生理、心理状态有关。近年来多项研究发现，γ 高频振荡与疼痛水平相关。Zhou 等发现，带状疱疹后遗神经痛患者的前额叶脑区的 γ 振荡（30～80Hz）信号较健康人群显著增强，且信号强度与患者主观疼痛评分及焦虑、抑郁量表得分存在明显正相关性。

丘脑作为所有传入冲动经过丘脑皮质传导束到达大脑皮质前的最后一个大的中枢换元站，是最早的研究疼痛环路的靶点之一。早在 1954 年就有学者发现电刺激隔区可减轻疼痛，后续多项研究及临床观察也发现，深部脑刺激（DBS）感觉丘脑的腹后外侧核或腹后内侧核和脑室旁灰质或导水管周围灰质均有一定的止痛效果，提示针对疼痛环路的调控治疗可能成为重要的治疗手段。但因其侵入性、有创性，基于人体的疼痛调控治疗长时间处于初级阶段。而随着影像技术的进步，我们得以通过 fMRI 探寻不同脑区与疼痛之间的关系。研究表明，在对躯体和内脏疼痛作出反应时，多个大脑区域会被相应激活，包括丘脑、前扣带回皮质（ACC）、岛叶皮质、初级和次级感觉皮质、前额叶皮质、基底神经节、脑干、小脑和杏仁核等。与疼痛感觉辨别和情感有关的大脑区域网络被称为疼痛矩阵，也是参与疼痛神经环路的重要节点。从理论推断，针对疼痛矩阵中的任意靶点进行调控均可能干扰疼痛信号传导，产生镇痛疗效，这为今后无创性神经调控的探索提供了坚实的理论基础。

慢性神经病理性疼痛常合并亚健康心理状态或心理疾患。动物试验表明，焦虑相关体验及慢性疼痛均可诱导小鼠前扣带皮质中的丘脑皮质突触产生突触前长时程增强（pre-LTP），这种形式的突触前长时程增强与慢性疼痛行为表达所需的突触后长时程增强形式共存，表明这些前扣带回突触在焦虑和慢性疼痛的相互增强作用中发挥了重要作用，提示慢性疼痛可能诱发焦虑。

偏头痛是临床最常见的原发性头痛，是一种以发作性为特征性表现的慢性头痛类型，严重影响患者的日常生活能力及质量。2018 年 WHO 报告显示，偏头痛在所有疾病负担中排第 7 位，在 50 岁以下人群疾病负担中排第 1 位。我国偏头痛患病率为 9.3%，但规律诊治率仅为 13.8%。关于偏头痛的发病机制，目前尚存在争议，主流学说包括血管学说、三叉神经血管学说、视网膜–丘脑–皮质机制及神经学说等，后三类学说均与神经环路及神经递质的参与有着密不可分的关系。大量研究表明，发作间期偏头痛患者的大脑处于一种持续性的超兴奋状态。多个基因已被发现参与突触谷氨酸浓度及离子通道的调节，增加神经元的兴奋性，从而介导大脑皮质的超兴奋性。

综上所述，慢性神经病理性疼痛及偏头痛均属于涉及多种神经递质、多机制的慢性疼痛疾病，所有因素及机制最终均表现为疼痛网络的激活并产生痛觉。药物治疗仅可从单因素层面进行干预，对最终痛觉信号的传导效果甚微，而神经调控技术可以上下游双相调控而影响整个痛觉神经环路的改变。因此，无创神经调控技术在疼痛治疗中的应用潜力巨大。

（二）神经病理性疼痛及偏头痛治疗进展

目前针对疼痛的主流治疗方法以药物治疗（如非甾体类抗炎药、阿片类药物、抗癫痫类药物、激素等）、物理治疗（如中频电脉冲刺激等），以及中医治疗（如针灸、艾灸、中草药等）为主，但它们对于难治性慢性疼痛疗效甚微，仅 30%～40% 的患者在接受药物治疗后慢性疼痛缓解超过 50%，且长时间使用药物易造成依赖、成瘾，存在一定不良后果，因此新的治疗手段迫在眉睫。随着疼痛神经环路研究的不断深入，人们开始探索干预疼痛环路的治疗方法。从利用 DBS 刺激丘脑腹后外侧核或腹后内侧核，到后续的侵入性运动皮质刺激（invasive motor cortex stimulation，iMCS），针对疼痛神经环路的调控治疗已展示了十分显著的镇痛疗效，但由于上述两种类型脑刺激均为侵入性操作，临床应用十分有限。TMS 最初仅用于 iMCS 治疗中术前区分有反应者和无反应者的预测测试，然而因其安全、无创等优点，越来越多的研究探索 TMS 在疼痛调控治疗中的应用。同时，大量相关动物试验也证实 TMS 可通过多种机制产生镇痛效果：①通过调节大脑皮质兴奋性激活疼痛环路，抑制痛觉信号经脊髓–丘脑通路的传递；②增加神经可塑性；③促使内源性阿片肽（如 β 内啡肽）释放；④调节纹状体及壳核的多巴胺释放；⑤增加 GABA 浓度和脑源性神经营养因子分泌等；⑥降低背根神经节内过度表达的 nNOS 水平并抑制星形胶质细胞活性等。TMS 成为近年来热门的临床镇痛手段之一。

M1 区是最经典的疼痛治疗靶点，也是神经病理性疼痛的首选治疗靶点。1991年 Tsubokawa 等发现丘脑刺激对周围神经系统损伤所致的传入性疼痛疗效显著，但对难治性中枢神经系统病变所致疼痛疗效欠佳。他们通过在不同脑区皮质置入活性电极并给予刺激（即侵入性运动皮质刺激）后发现，刺激 M1 区较刺激感觉皮质可更好地控制中枢性疼痛。被阴极激活的中间神经元产生 I 波下行抑制，降低了丘脑高敏感性，从而发挥镇痛作用，这一过程牵涉如丘脑–皮质通路等多条疼痛相关通路及如 GABA 等相关神经递质、阿片肽的释放等。因此，TMS 治疗方案沿用了既往 iMCS 的治疗靶点。利用高频（≥5Hz）rTMS 刺激 M1 区已被证实在神经病理性疼痛中具有明确的镇痛效果（A 级证据），并被推荐用于治疗各种疼痛障碍。绝大多数神经病理性疼痛研究选择疼痛对侧半球 M1 区，即颅内病灶侧作为刺激靶点。通过研究发现（表 15-2），高频刺激 M1 区镇痛疗效显著、应答率高，而低频刺激应答率较低，目前指南仍推荐高频刺激疼痛对侧 M1 区作为慢性神经病理性疼痛的首要治疗方式。而在具体刺激频率的选择上，5Hz、10Hz、20Hz 是目前常用的刺激频率，对比不同刺激频率发现，刺激频率越高、总刺激脉冲数越多，患者应答率越高，其疗效甚至可维持 2 个月。但我们在临床工作中发现，对于颅内病变累及范围较大且靠近皮质部位的患者，高频刺激仍存在一定的致痫风险，因此在具体刺激频率的选择上应根据不同患者进行个体化定制，在保证安全的情况下追求疗效最大化。

表 15-2　TMS 治疗神经病理性疼痛的临床研究

作者及发表年份	病例数	刺激靶点	线圈类别	刺激频率及强度	脉冲数（个）	疗程	不良反应	结果
低频 rTMS 刺激疼痛对侧 M1 区								
Lefaucheur 等，2001 年	18	M1 区	"8"字形线圈	0.5Hz，80%RMT	1000	1	无	疗效不显著（应答率 4%）
Irlbacher 等，2006 年	27	M1 区	"8"字形线圈	1Hz，95%RMT	500	5	无	疗效不显著（应答率 6%）
Lefaucheur 等，2006 年	22	M1 区	"8"字形线圈	1Hz，90%RMT	1200	1	无	疗效不显著（应答率 14%）
Saitoh 等，2007 年	13	M1 区	"8"字形线圈	1Hz，90%RMT	500	1	无	疗效不显著
Lefaucheur 等，2008 年	46	M1 区	"8"字形线圈	1Hz，90%RMT	1200	1	无	疗效不显著（应答率 9%）

续表

作者及发表年份	病例数	刺激靶点	线圈类别	刺激频率及强度	脉冲数（个）	疗程	不良反应	结果
高频 rTMS 刺激疼痛对侧 M1 区								
Lefaucheur 等，2001 年	18	M1 区	"8" 字形线圈	10Hz，80%RMT	1000	1	无	疗效显著（应答率 39%）
Lefaucheur 等，2001 年	14	M1 区	"8" 字形线圈	10Hz，80%RMT	1000	1	无	疗效显著（应答率 57%）
Lefaucheur 等，2004 年	60	M1 区	"8" 字形线圈	10Hz，80%RMT	1000	1	无	疗效显著（应答率 60%）
Khedr 等，2005 年	48	M1 区	"8" 字形线圈	20Hz，80%RMT	2000	5	无	疗效显著（应答率 79%）
André-Obadia 等，2004 年	12	M1 区	"8" 字形线圈	20Hz，90%RMT	1600	1	无	疗效不显著
Hirayama 等，2006 年	20	M1 区	"8" 字形线圈	5Hz，90%RMT	500	1	无	疗效显著（应答率 50%）
Irlbacher 等，2006 年	27	M1 区	"8" 字形线圈	5Hz，95%RMT	500	5	无	疗效不显著（应答率 7%）
Lefaucheur 等，2006 年	22	M1 区	"8" 字形线圈	20Hz，90%RMT	1200	1	无	疗效显著（应答率 55%）
Satioh 等，2007 年	13	M1 区	"8" 字形线圈	5～10Hz，90%RMT	500	1	无	疗效显著（应答率 50%）
André-Obadia 等，2008 年	28	M1 区	"8" 字形线圈	20Hz，90%RMT	1600	1	无	疗效显著（应答率 13%）
Lefaucheur 等，2008 年	46	M1 区	"8" 字形线圈	10Hz，90%RMT	1200	1	无	疗效显著（应答率 43%）
Kang 等，2009 年	11	M1 区	"8" 字形线圈	10Hz，80%RMT	1000	5	无	疗效不显著
Ahmed 等，2011 年	27	M1 区	"8" 字形线圈	20Hz，80%RMT	2000	5	无	疗效显著（维持 2 个月以上）
André-Obadia 等，2011 年	45	M1 区	"8" 字形线圈	20Hz，90%RMT	1600	1	无	疗效显著（应答率 10%）
Lefaucheur 等，2011 年	59	M1 区	"8" 字形线圈	10Hz，90%RMT	2000	1	无	疗效显著（应答率 58%）
Hosomi 等，2013 年	64	M1 区	"8" 字形线圈	5Hz，90%RMT	500	10	无	疗效显著（应答率 24%）
Jette 等，2013 年	16	M1 区	"8" 字形线圈	10Hz，90%～110%RMT	2000	1	无	疗效显著（应答率 15%）
André-Obadia 等，2013 年	20	M1 区	"8" 字形线圈	20Hz，90%RMT	1600	1	无	疗效显著（应答率 15%）

注：低频 rTMS 刺激疼痛对侧 M1 区在神经病理性疼痛中可能无效（B 级证据）。

除了慢性神经病理性疼痛之外，近年来研究者们发现刺激 M1 区在原发性头痛（如偏头痛等）的治疗中也有着不错的疗效。在偏头痛方面，传统方案中利用单脉冲 TMS 于偏头痛发作期或先兆期刺激枕叶视觉皮质，干扰皮质扩展性抑制（cortical spreading depressing, CSD），可有效控制偏头痛发作，但对于发作间期及慢性偏头痛，此方案则未见明显疗效。目前也有多项研究提示刺激M1 区对于慢性偏头痛有着不错的疗效。Misra 等在偏头痛患者发作间期，在其右侧 M1 区进行高频 rTMS 治疗，结果提示治疗 1 个月后，治疗组患者的发作频率及程度均较对照组显著改善。Shehata 等纳入了 29 例慢性偏头痛患者，将其随机分为两组，15 例患者接受标准化 A 型肉毒素注射，另外 14 例患者则接受每周 3 次左侧 M1 区高频 rTMS 刺激（10Hz，刺激 1 秒，间歇 10 秒，单次总脉冲数 2000 个）。结果显示，rTMS 组中 10 例患者（71.4%）在第 4~5 次治疗后头痛程度及频率均大幅下降，而肉毒素注射组患者在第 3 周注射治疗后才得到了相同效果，但后续追踪发现肉毒素注射组疗效维持时间较 rTMS 组长。综上所述，虽然现有研究提示慢性偏头痛患者 M1 区高频 rTMS 治疗有效，但目前研究纳入人数较少，且缺乏大规模临床研究证据支持，其有效性还需进一步验证。

高频 rTMS 刺激 LDLPFC 可有效增加脑内 5-羟色胺水平，已被 FDA 批准应用于难治性抑郁症。而慢性疼痛常伴发精神心理疾患，DLPFC 则成为 M1 区以外的慢性疼痛的另一潜在治疗靶点。慢性疼痛常伴发焦虑、抑郁等心理疾患，而高频 rTMS 刺激 LDLPFC 可有效增加脑内 5-羟色胺水平，已被 FDA 批准应用于难治性抑郁。因此，DLPFC 成为 M1 以外的另一慢性疼痛的潜在治疗靶点，通过调节心理状态产生阵痛作用。但有意思的是，Borckardt 等发现，在利用高频 rTMS刺激 4 例慢性神经病理性疼痛患者的 LDLPFC 后，3 例患者的疼痛评分有显著下降但情绪评分无明显变化，提示 DLPFC 除调节情感因素之外，可能还通过其他机制参与疼痛环路的调节。然而目前针对高频 rTMS 刺激 DLPFC 治疗慢性神经病理性疼痛的研究仍偏少，缺少动物试验的机制研究及大规模人群观察研究，其在慢性神经病理性疼痛中的作用仍需进一步探索。刺激 DLPFC 在慢性偏头痛中也可能有一定的治疗效果。Brighina 等将 11 例慢性偏头痛患者随机分成 2 组，通过比较治疗前后患者症状改善情况发现，治疗组（高频 rTMS 刺激 LDLPFC，治疗12 次）患者治疗中及治疗 1 个月后偏头痛发作频率、发作期用药情况及头痛指数均较治疗前有所改善，而对照组治疗前后则无明显差异。Lan 等对 4 项利用 TMS治疗慢性偏头痛的随机对照研究进行 Meta 分析发现，3 项临床研究采用了LDLPFC 高频 rTMS 治疗模式，1 项研究采用了左侧 M1 区高频 rTMS 治疗模式。虽然在单研究层面上，上诉 4 项研究的 rTMS 治疗均获得了不错的疗效，但通过Meta 分析发现高频 rTMS 在慢性偏头痛中的作用并不显著，这可能与样本量小及慢性偏头痛合并其他病理机制有关。

近年来，有学者提出了一种新型刺激模式——重复外周磁刺激（repetitive peripheral magnetic stimulation，rPMS），通过刺激对应神经根或疼痛处治疗疼痛。rPMS 的镇痛机制主要包括：①rPMS 刺激可加速 Aβ 传入神经纤维去极化，同时抑制 Aδ 神经纤维和 C 神经纤维的去极化，从而减少疼痛信号从外周传入中枢；②刺激脊髓中间神经元，激活上、下行抑制通路；③降低星形胶质细胞、小胶质细胞活性，降低过度表达的 nNOS 水平；④促进周围神经修复；⑤增加局部肌肉的压力疼痛阈值，改善局部肌肉紧张。在治疗频率方面，对于神经根、肌肉及骨骼相关疾病，采用高频刺激具有较好的镇痛效果，但对于因周围神经损伤、异常放电所致的痛觉过敏，低频刺激效果更优。临床上 rPMS 多用于急、慢性下背疼痛，高频（10～20Hz）刺激患者疼痛最明显处或疼痛对应神经根处可迅速缓解疼痛，减轻患者的精神心理负担。但目前针对 rPMS 治疗疼痛的研究十分有限，且缺乏对应的基础研究证据支持，其具体机制仍需进一步探索。

（三）神经病理性疼痛和偏头痛治疗方案选择及有效性探讨

本章案例一三叉神经痛诊断明确，经药物治疗后症状改善不明显。三叉神经痛的发病机制尚无明确定论，目前最被认可的是三叉神经微血管压迫导致的神经脱髓鞘学说及癫痫样神经痛学说，两种学说均提示三叉神经的高敏感性。综合考虑，我们没有沿用传统的高频刺激 M1 区进行治疗，而采用了近年来新提出的刺激模式——rPMS 作为该患者的主要治疗模式。由于三叉神经的高敏感性，我们利用低频刺激神经根靠下颌区，欲通过降低患者局部神经兴奋性、促进神经修复的方式达到镇痛效果。首次治疗后患者疼痛即有所改善，提示治疗思路符合患者个体化需求，故此后延续该方案持续治疗，后续疗效也十分显著。该患者同时合并睡眠障碍，表现为入睡困难，每日睡眠时长不足 5 小时。长时间失眠导致患者机体处于慢性应激状态，体内免疫功能混乱，炎性因子水平升高，诱导神经高敏感性。因此，我们在 rPMS 的基础上增加了 RDLPFC 低频刺激模式来改善患者睡眠情况。该案例的良好疗效提示我们在疼痛管理中兼顾疼痛及心理或睡眠因素可能是今后个体化治疗的新方向。

本章案例二因未规律进行偏头痛诊治，已发展为慢性偏头痛、偏头痛持续状态，同时还合并药物过量使用性偏头痛及睡眠障碍等问题，因此在治疗中需兼顾发作性治疗及预防性治疗两方面，尽量减少头痛对其日常生活的影响，提高生活质量。由于患者头痛形式复杂多样，既有典型的偏头痛样发作，还伴有全脑部胀痛感及发作性、游走性针刺样疼痛，集中原发病、并发症及功能性疼痛，如何选择治疗靶点及模式成为本案例的挑战。在急性发作期治疗时，因患者发作时间不定、无法实时接受 rTMS 治疗等原因，仍以利扎曲普坦止痛为主，但严格控制其每日剂量（不得超过 20mg/d），避免过量服用、随意服用，治疗的重点为预防性治疗。rTMS 高频刺激 M1 区及 LDLPFC 能有效降低偏头痛发作频率及程度，但作为经典的刺激靶点，M1 区参与了多条疼痛相关通路调节，不仅对偏头痛治疗有效，对多种类型的神经病理性疼痛疗效也十分显著。由于该患者无法耐受高频 rTMS 刺激 LDLPFC，头痛累及范围较大，因此选择了高频 rTMS 刺激双侧 M1 区（中线）进行治疗。令人欣喜的是，患者在治疗 3 次后头痛发作频率已降低了 50%，这与 Shehata 等研究中的起效时间大致一样，且伴随症状也得到了很好的控制。值得一提的是，大部分研究中虽研究模式不尽相同，但基本每日均只给予 1 次治疗，这可能与避免过度刺激造成大脑皮质超兴奋状态的考量有关。正如前文所述，发作间期偏头痛患者的大脑处于一种持续性的超兴奋状态，过度兴奋可能更易诱发偏头痛的急性发作。然而在本案例中，患者在接受了每日 2 次的高频 rTMS 治疗后并未出现发作频繁的情况，且发作持续时间及所需药物均有所减少，同时也提示每日 2 次 rTMS 治疗在偏头痛患者中可能是安全有效的。

随着脑电技术的不断完善，现有的高密度 EEG 及 TMS-EEG 可以帮助我们实时评估大脑皮质的兴奋性和同步性，深入了解偏头痛下的神经环路改变。未来，我们有必要进一步探索 rTMS 对局部大脑皮质兴奋性乃至各脑网络的影响，从而更好地优化其在偏头痛治疗中的应用。

【主编点评】

神经病理性疼痛一直是基础及临床研究的重点方向，本章详细介绍了近年来神经病理性疼痛的研究成果。高频刺激疼痛对侧 M1 区为神经病理性疼痛的 A 级推荐方案。近年来，研究者借鉴 rTMS 在神经病理性疼痛中的刺激模式，在偏头痛治疗中也取得一定效果。偏头痛一直是令神经内科医生感到棘手的慢性疾病之一，至今仍无有效的治疗药物。本章两个案例中，案例一是典型三叉神经痛患者，病程持续 3 个月，我们在三叉神经出口给予重复磁刺激，即 rPMS，同时辅以 RDLPFC 低频 rTMS 调节情感睡眠障碍，第一次治疗疼痛即有效缓解。案例二患偏头痛 10 余年，长期服药，且伴有焦虑及睡眠障碍，治疗第二天即起效，说明了 M1 区高频 rTMS 治疗偏头痛的有效性。这两个案例提示，重复磁刺激可以从运动中枢皮质及外周神经上下两个环路来调节疼痛的神经通路，有望成为今后神经病理性疼痛及偏头痛的重要治疗方法。

（陈思言　郭　毅）

参 考 文 献

高天昊，陆蓉蓉，姜从玉，等.2017.神经病理性疼痛重复经颅磁刺激治疗研究进展.上海医药，38：5

刘威，曲福玲，徐琳，等.2020.重复外周磁刺激治疗疼痛的研究进展.华西医学，35：5

夏如娇.2015.神经病理性疼痛节律及其机制研究.南京：南京大学

Aand-Obadia N, Mertens P, Lelekov-Boissard T, et al. 2014. Is life better after motor cortex stimulation for pain control? Results at long-term and their prediction by preoperative rTMS. Pain Physician, 17 (1)：53-62

Ahmed MA, Mohamed SA, Sayed D. 2011. Long-term antalgic effects of repetitive transcranial magnetic stimulation of motor cortex and serum beta-endorphin in patients with phantom pain. Neurol Res, 33 (9)：953-958

Andr-Obadia N, Magnin M, Garcia-Larrea L. 2011. On the importance of placebo timing in rTMS studies for pain relief. Pain, 152 (6)：1233-1237

Andr-Obadia N, Mertens P, Gueguen A, et al. 2008. Pain relief by rTMS：differential effect of current flow but no specific action on pain subtypes. Neurology, 71 (11)：833-840

Andr-Obadia N, Peyron R, Mertens P, et al. 2006. Transcranial magnetic stimulation for pain control. Double-blind study of different frequencies against placebo, and correlation with motor cortex stimulation efficacy. Clin Neurophysiol, 117 (7)：1536-1544

Bobula B, Sowa J, Hess G. 2015. Anti-interleukin-1β antibody prevents the occurrence of repeated restraint stress-induced alterations in synaptic transmission and long-term potentiation in the rat frontal cortex. Pharmacol Rep, 67(1)：123-128

Borckardt JJ, Smith AR, Reeves ST, et al. 2009. A pilot study investigating the effects of fast left prefrontal rTMS on chronic neuropathic pain. Pain Med, 10 (5)：840-849

Brighina F, Piazza A, Vitello G. 2004. rTMS of the prefrontal cortex in the treatment of chronic migraine：a pilot study. J Neurol Sci, 227 (1)：5

Florio SK, Loh C, Huang SM, et al. 2009. Disruption of nNOS-PSD95 protein-protein interaction inhibits acute thermal hyperalgesia and chronic mechanical allodynia in rodents. Br J Pharmacol, 158 (2)：494-506

Hamid P, Malik BH, Hussain ML. 2019. Noninvasive transcranial magnetic stimulation (TMS) in chronic refractory pain：a systematic review. Cureus, 11 (10)：e6019

Hatem S, Eman E, Ahmed A, et al. 2016. Repetitive transcranial magnetic stimulation versus botulinum toxin injection in chronic migraine prophylaxis：a pilot randomized trial. J Pain Res, 9：771-777

Henssen D, Giesen E, Van Der Heiden M, et al. 2020. A systematic review of the proposed mechanisms underpinning pain relief by primary motor cortex stimulation in animals. Neurosci Lett, 719：134489

Herrero Babiloni A, Guay S, Nixdorf DR, et al. 2018. Non-invasive brain stimulation in chronic orofacial pain：a systematic review. J Pain Res, 11：1445-1457

Hirayama A, Saitoh Y, Kishima H, et al. 2006. Reduction of intractable deafferentation pain by navigation-guided repetitive transcranial magnetic stimulation of the primary motor cortex. Pain, 122 (1-2)：22-27

Hosomi K, Shimokawa T, Ikoma K, et al. 2013. Daily repetitive transcranial magnetic stimulation of primary motor cortex for neuropathic pain：a randomized, multicenter, double-blind, crossover, sham-controlled trial. Pain, 154 (7)：1065-1072

Hu L, Iannetti GD. 2019. Neural indicators of perceptual variability of pain across species. Proc Natl Acad Sci USA, 116：10

Irlbacher K, Kuhnert J, Richt S, et al. 2006. [Central and peripheral deafferent pain：therapy with repetitive transcranial magnetic stimulation]. Nervenarzt, 77 (10)：1196, 1198-1203

Jett F, Cote I, Meziane HB, et al. 2013. Effect of single-session repetitive transcranial magnetic stimulation applied over the hand versus leg motor area on pain after spinal cord injury. Neurorehabil Neural Repair, 27 (7)：636-643

Kang BS, Shin HI, Bang MS. 2009. Effect of repetitive transcranial magnetic stimulation over the hand motor cortical area on central pain after spinal cord injury. Arch Phys Med Rehabil, 90（10）: 1766-1771

Khedr EM, Kotb H, Kamel NF, et al. 2005. Longlasting antalgic effects of daily sessions of repetitive transcranial magnetic stimulation in central and peripheral neuropathic pain. J Neurol Neurosurg Psychiatry, 76（6）: 833-838

Lan L, Zhang X, Li X, et al. 2017. The efficacy of transcranial magnetic stimulation on migraine: a meta-analysis of randomized controlled trails. The Journal of Headache and Pain, 18（1）: 86

Lefaucheur JP, Andr-Obadia N, Antal A, et al. 2014. Evidence-based guidelines on the therapeutic use of repetitive transcranial magnetic stimulation（rTMS）. Clin Neurophysiol, 125（11）: 2150-2206

Lefaucheur JP, Drouot X, Nguyen JP. 2001. Interventional neurophysiology for pain control: duration of pain relief following repetitive transcranial magnetic stimulation of the motor cortex. Neurophysiol Clin, 31（4）: 247-252

Matsumoto H, Hanajima R, Terao Y, et al. 2013. Magnetic-motor-root stimulation: review. Clin Neurophysiol, 124（6）: 1055-1067

Misra UK, Kalita J, Bhoi SK. 2012. High frequency repetitive transcranial magnetic stimulation（rTMS）is effective in migraine prophylaxis: an open labeled study. Neurol Res, 34（6）: 547-551

Ploner M. 2012. Decoding an individual's sensitivity to pain from the multivariate analysis of EEG data . Cereb Cortex, 22（5）: 1118-1123

Saini R, Patel S, Saluja R, et al. 2006. Nitric oxide synthase localization in the rat neutrophils: immunocytochemical, molecular, and biochemical studies. J Leukoc Biol, 79（3）: 519-528

Tsubokawa T, Katayama Y, Yamamoto T, et al. 1991. Chronic motor cortex stimulation for the treatment of central pain. Acta Neurochir Suppl（Wien）, 52: 137-139

Zhou R, Wang J, Qi W, et al. 2018. Elevated resting state gamma oscillatory activities in electroencephalogram of patients with post-herpetic neuralgia. Front Neurosci, 12: 750

Zhuo M. 2009. Plasticity of NMDA receptor NR2B subunit in memory and chronic pain. Mol Brain, 2: 4

第十六章 经颅磁刺激对癫痫的治疗作用

【案例】

案例一

患者，女，22岁，主因"反复发作性意识障碍2年余"入院。

患者2年多前无明显诱因出现反复发作性意识障碍，共有两种表现形式：一种表现为突发意识丧失倒地，呼之不应，双眼上翻，牙关紧闭，四肢强直抽搐，小便失禁，症状持续约数分钟可自行缓解，醒后无法回忆事发情况，觉全身乏力；多于睡眠中或写作业时出现，发作前无先兆。另一种表现为突发意识障碍，动作突然停止不动，双眼凝视，呼之无反应，数分钟后意识转清，事后无法回忆。于外院就诊后行颅脑磁共振及脑电图检查未见明显异常，诊断为癫痫，予以"左乙拉西坦0.5g bid"治疗，发作控制欠佳，且患者服药后出现全身无力、进食少等不适，后改用"丙戊酸钠0.5g bid"治疗，全身无力、进食少症状消失，但仍有上述症状发作。患者诉每天下午5点至7点出现头痛，为头顶部胀痛不适，无恶心呕吐。起病以来，脾气较前暴躁，精神、胃纳尚可，经常睡眠质量不佳，体重无明显改变。

患者否认既往产伤、热性惊厥、脑外伤、脑炎等病史；否认肝炎、结核、艾滋病等传染病病史；否认手术、外伤、输血史；否认食物、药物过敏史。未婚未育，月经史无特殊，否认癫痫家族史。

一般查体：生命体征平稳，心肺腹未见明显异常。专科查体：神清语利，对答切题，双侧瞳孔等大等圆（d=3mm），对光反射灵敏，双眼眼震（−），双侧鼻唇沟对称，伸舌居中，颈无抵抗，四肢肌张力正常，四肢肌力V级，双下肢病理征未引出，克氏征（−），感觉检查正常，共济运动稳准。

辅助检查：外院颅脑磁共振未见明显异常，脑电图未见明显异常。PSQI为7分，提示睡眠质量较差；HAMA为8分，HAMD为9分，MMSE正常。诊断为"癫痫，焦虑抑郁状态"。

针对患者焦虑抑郁状态，经伦理委员会批准、患者同意及TASS评估后，我们对该患者进行了rTMS治疗。首先测量RMT，随后根据阈值大小调节刺激强度，并将"8"字形线圈放置于患者RDLPFC，予以0.5Hz的rTMS刺激，每次治疗25

分钟，共 600 个脉冲，具体参见表 16-1。每天治疗 1 次，共治疗 20 天。行 rTMS 治疗 20 次后，患者头痛较前好转，睡眠质量明显改善，复查 HAMA 分值同前，HAMD 由 9 分升为 10 分，PSQI 由 7 分降至 4 分。两种形式的癫痫发作均较前减少约 50%。

案例二

患者，男，77 岁，主因"发作性记忆力障碍 2 年，加重半年"入院。

患者 2 年前起床时突然出现记忆障碍，不知道自己在哪里，但能认识亲人，持续十几秒后好转，否认肢体无力、肢体抽搐、牙关紧闭、大小便失禁、意识丧失等，于笔者医院神经内科就诊。颅脑 MRI 和 MRA 示双侧基底节及脑室周围白质散在缺血灶，脑小血管病，Fazekas 1 级，老年脑，MRA 符合轻度动脉硬化表现。诊断为"短暂性遗忘综合征，前列腺增生症"。患者出院后服用"B 族维生素、叶酸、瑞舒伐他汀"等药物，仍会出现发作性记忆障碍，如刚做过的事情不记得，心情不佳时明显，发作次数较多，约每月 1 次。近半年来症状较前加重，发作次数增多，达每月数次，偶出现每天发作。患者病程中睡眠、饮食可，大小便正常，体重无明显改变。

患者否认高血压、糖尿病、冠心病病史；否认脑外伤、脑炎病史，有前列腺增生手术史；否认肝炎、梅毒、艾滋病等传染病病史；否认手术、外伤、输血史；否认食物、药物过敏史；否认癫痫家族史。

一般查体：生命体征平稳，心肺腹未见明显异常。专科查体：神清语利，对答切题，记忆力、计算力及定向力可，双侧瞳孔等大等圆（d=3mm），对光反射灵敏，双眼眼震（−），双侧鼻唇沟对称，伸舌居中，颈无抵抗，四肢肌张力正常，四肢肌力 V 级，双下肢病理征未引出，克氏征（−），感觉检查正常，共济运动稳准。

辅助检查：评估 HAMA 为 5 分，没有焦虑症状；HAMD 为 8 分，可能有抑郁症状；MoCA 为 29 分。视频脑电图：睡眠中见左侧前、中颞区为主少量尖波发放。颅脑 MRI+MRA 双侧基底节及脑室周围白质散在缺血灶，脑小血管病，Fazekas 1 级，老年脑，MRA 符合轻度动脉硬化表现。

临床诊断考虑"颞叶癫痫"。因患者拒绝服用抗癫痫药物，经伦理委员会批准、患者同意及 TASS 评估后，我们对该患者进行了 rTMS 治疗。首先测量 RMT，随后根据阈值大小调节刺激强度，并将"8"字形线圈放置于患者 RDLPFC，予以 1Hz 的 rTMS 刺激，每次治疗 25 分钟，共 1360 个脉冲，具体参见表 16-1。每天治疗 2 次，共治疗 5 天。治疗结束半年后随访，患者发作性记忆障碍减少为数月 1 次。

表 16-1 案例一及案例二的 rTMS 治疗方案

患者	刺激部位	刺激强度	刺激频率（Hz）	串刺激时间（秒）	串间歇时间（秒）	每次治疗时间（分钟）	单次总脉冲数（个）	治疗次数
1	RDLPFC	90%RMT	0.5	5	3	25	600	20
2	RDLPFC	100%RMT	1	10	1	25	1360	10

【讨论】

（一）癫痫及其发病机制

癫痫是由多种原因导致的脑部神经元异常同步化放电引起的临床综合征，具有发作性、短暂性、重复性、刻板性的特点。

癫痫的发病机制目前仍不明确，有研究认为，癫痫的发病机制与兴奋性及抑制性神经递质间的失衡有关。离子通道学说认为，基因突变改变了离子通道蛋白的正常功能，导致中枢神经系统电活动的失衡，诱发了异常的同步化放电，引起癫痫发作。还有学者认为神经胶质细胞功能异常与癫痫发作密切相关。星形胶质细胞功能异常可导致谷氨酸–谷氨酰胺循环紊乱，使神经元过度兴奋，从而诱发癫痫。免疫炎症因子学说认为，免疫反应可导致癫痫发作的阈值降低、神经元兴奋性增强、神经突触重建及血脑屏障受损，进而引起癫痫。遗传因素也可能通过调控离子通道、神经元细胞兴奋性等导致癫痫发作。

（二）癫痫治疗进展

目前，癫痫的治疗方法包括药物治疗、手术治疗、饮食治疗等。药物治疗包括传统型抗癫痫药物和新型抗癫痫药物。手术治疗主要针对药物治疗无效的一部分癫痫患者。生酮饮食疗法是治疗耐药性癫痫的方法之一。尽管正在研发新型抗癫痫药物，但仍有约 1/3 的癫痫患者难以用药物控制，并且并非所有癫痫患者都适合手术治疗。越来越多的研究表明，rTMS 治疗可降低癫痫发作的频率和/或减少脑电图癫痫样放电，尤其是难治性癫痫患者，经低频 rTMS 治疗后癫痫发作次数显著减少（表 16-2）。

表 16-2 rTMS 治疗癫痫的临床研究

作者及发表年份	病种	研究方法	刺激靶点	刺激频率（Hz）	刺激强度（%）	脉冲数（个）	总治疗次数	结果	治疗持续效应
Seynaeve L 等，2016 年	难治性局灶性癫痫	RCT	致痫灶	0.5	90	1500	10	有效	—
Sun W 等，2012 年	难治性局灶性癫痫	RCT	致痫灶	0.5	90	1500	14	有效	有效

续表

作者及发表年份	病种	研究方法	刺激靶点	刺激频率（Hz）	刺激强度（%）	脉冲数（个）	总治疗次数	结果	治疗持续效应
Cantello R 等，2007 年	难治性局灶性癫痫/难治性全面性癫痫	RCT	中央中线区	0.3	100	1000	5	降低发作间期癫痫放电	无效
Shon YM 等，2020 年	无病灶的难治性局灶性癫痫	开放性研究	脑电溯源确定癫痫灶	0.5	80	900	10	有效	有效
Fregni F 等，2006 年	患皮质发育畸形的难治性癫痫	RCT	单病灶：致痫灶/多病灶中央中线区	1	70	1200	5	有效	有效
Theodore WH 等，2002 年	难治性局灶性癫痫	RCT	致痫灶	1	110	1800	7	无效	—
Santiago-Rodríguez E 等，2008 年	局灶性新皮质癫痫	开放性研究	致痫灶	0.5	110	900	14	有效	有效

目前研究认为，rTMS 治疗癫痫可能有多种机制：①治疗频率不同会影响大脑的葡萄糖代谢，低频刺激可降低代谢率，而高频刺激则可增加代谢率，rTMS 通过降低癫痫灶区域的代谢，使其无法维持癫痫发作所需的能量而起到抗癫痫作用。②通过诱导产生突触间的长时程抑制，对皮质的兴奋性进行持续性调节，从而影响大脑皮质突触的重塑，增强抑制性突触的同时减弱兴奋性突触，从而减少发作期及发作间期的异常放电。③可减少刺激性神经递质及增加抑制性神经递质的释放，通过这种双向调节达到治疗癫痫的作用。④可抑制 P-糖蛋白的过度表达，减少抗癫痫药物外排并促进其吸收，从而提高耐药性癫痫患者对药物的反应性，并可减少抗癫痫药物的用量。

癫痫病理生理学的核心是大脑神经元网络紊乱导致皮质的过度兴奋。rTMS 脉冲可以跨神经元进行突触传递，从而影响最初受刺激的神经元下游的神经元。因此，rTMS 既可以在刺激点，又可以在不同的脑网络中发挥作用。低频 rTMS 可降低癫痫灶内或附近的皮质兴奋性，调节大脑神经元网络的功能，从而起到治疗作用。

（三）癫痫治疗方案选择及有效性探讨

研究表明，rTMS 治疗癫痫最严重的不良反应是在治疗时癫痫发作，因此对于癫痫患者 rTMS 治疗的安全性和耐受性尤为重要。有学者针对 rTMS 在癫痫患者中安全性的系统评价表明，与没有癫痫的患者相比，rTMS 并无诱发癫痫的额外风险；接受 rTMS 治疗的癫痫患者尚未见诱发癫痫持续状态或危及生命的癫痫发作的报道。结合相关研究可见，rTMS 治疗时癫痫发作的风险很小，总体收益超过了癫痫发作的风险。

案例一应用 rTMS 治疗的初始目的是改善患者的焦虑、抑郁症状，因考虑到患者的癫痫病史，选择了低频（0.5Hz）刺激 RDLFPC。治疗后意外发现患者癫痫发作频率显著降低。有文献报道，抑郁是癫痫常见的共患病，癫痫患者合并抑郁的发病率为 23.1%，两者在病理生理上具有某些共同的机制，如内分泌调节紊乱、神经递质失衡及免疫炎症因子的变化等。目前针对癫痫合并抑郁患者的 rTMS 治疗临床研究很少，尚无可供参考的治疗靶点及参数等。但综合癫痫合并抑郁的机制研究，癫痫合并抑郁的标志是前额叶功能减退。癫痫患者的大脑前额叶功能减退与抑郁的严重程度相关，癫痫合并抑郁可用癫痫发作和前额叶皮质之间的皮质网络调节机制来解释。rTMS 虽为局灶性刺激，但其作用并不局限于刺激部位。已有研究表明，rTMS 诱导的皮质活动中的局灶性调节可经突触传播到其他皮质区域。Triggs 等研究表明抑郁症患者的 DLPFC TMS 治疗与皮质兴奋性的远距离变化，如运动诱发电位阈值的变化有关，因此刺激前额叶皮质会导致远处区域的皮质兴奋性降低。根据这一理论，rTMS 对前额叶皮质的调节还可以起到调节远处皮质或皮质下癫痫病灶的作用。癫痫合并抑郁发病机制的另一种理论是 5-羟色胺活性的降低。5-羟色胺的活性降低，有助于癫痫动物模型的点燃过程，使癫痫更加严重，动物模型显示 rTMS 可增加 5-羟色胺水平。综上所述，案例一经 rTMS 治疗后癫痫发作频率降低的原因得以解释。

案例二为颞叶癫痫合并抑郁症状，行 rTMS 治疗后癫痫发作同样获得改善。已有不少研究报道低频 rTMS 用于难治性颞叶癫痫治疗，结果显示癫痫发作频率降低和/或发作间期脑电图癫痫样放电均有不同程度的下降。刺激靶点多选择影像学及脑电溯源得以明确的致痫灶区，部分选择中央中线区。案例二 rTMS 治疗的刺激靶点为 RDLPFC，同样也能控制癫痫发作，如何来解释这一结果呢？笔者认为这可能是由于 rTMS 除直接改变皮质下细胞功能外，还对大脑功能网络有广泛的调节作用。研究表明，癫痫患者除致痫区以外的其他皮质区域的代谢率也发生了改变，癫痫的兴奋性和抑制性回路之间的失衡并不局限于癫痫发生区，也涉及远处的区域，因此致痫区可能会导致偏远皮质区域的功能和生理变化。rTMS 对致痫区以外皮质的刺激也能起到调节兴奋与抑郁网络失衡的作用，从而控制癫痫发作。

临床研究表明，rTMS 对可明确致痫灶的癫痫（如皮质畸形、皮质发育不良、新皮质癫痫等）患者疗效较为肯定，刺激频率一般为 0.3～1Hz，以 0.5Hz 多见，每次脉冲数为 600～3000 个。本章两例患者虽未明确定位致痫灶，但 rTMS 治疗仍然有效，提示该技术在癫痫的治疗中具有很大的潜力。然而，对于 rTMS 治疗仍需要更多更深入的研究，包括治疗机制的研究、仪器设备的改进、刺激方案的优化及长期安全性的评估等。癫痫患者病因多样，致痫部位不一，发作类型各式各样，且常常伴有偏头痛、焦虑、抑郁、睡眠障碍等各种共患病，因此最终用于癫痫治疗的 rTMS 方案应该具有高度选择性和个体化。

【主编点评】

癫痫的诊断与治疗一直困扰着神经内科临床医生，通常其诊断很大程度上是基于临床判断，诊断的异质性很大，癫痫和情感及认知的共病非常常见，甚至治疗药物本身就可能导致认知障碍。癫痫的药物治疗在某种程度上也是一个试错的过程。癫痫的手术治疗只能针对部分患者。TMS 通过感应电场调节神经跨膜电位，诱导局部及远隔皮质兴奋性的改变，从而调节患者神经活动。癫痫是笔者中心较晚选择进行 TMS 治疗的一种疾病，本章两例患者都是以 RDLPFC 区为靶点，并没有按照癫痫灶来选择，给予低频刺激，取得了明显的效果，说明情感障碍在癫痫的发生发展中起着重要作用，其中案例一自诉其对癫痫的恐惧消失了。TMS 治疗所涉及大脑的 DLPFC 区是大脑重要的情感调节中枢。TMS 对于癫痫的治疗有很大的潜力，如何根据病情选择合适的靶点、合理的刺激频率及脉冲总数等参数，是未来达到个体化精准治疗的重要方面。

（王 倩 郭 毅）

参 考 文 献

Brasil-Neto JP，De Araújo DP，Teixeira WA，et al. 2004. Experimental therapy of epilepsy with transcranial magnetic stimulation：lack of additional benefit with prolonged treatment. Arq Neuropsiquiatr，62（1）：21-25

Cantello R，Rossi S，Varrasi C，et al. 2007. Slow repetitive TMS for drug-resistant epilepsy：clinical and EEG findings of a placebo-controlled trial. Epilepsia，48（2）：366-374

Chen R，Spencer DC，Westton J，et al. 2016. Transcranial magnetic stimulation for the treatment of epilepsy. Cochrane Database Syst Rev，11（8）：CD011025

Coulter DA，Eid T. 2012. Astmcytic regulation of glutamate homeostasis in epilepsy. Glia，60（8）：1215-1226

Daniele O，Brighina F，Piazza A，et al. 2003. Low-frequency transcranial magnetic stimulation in patients with cortical dysplasia. J Neurol，250（6）：761-762

Fiest KM，Dykeman J，Patten SB, et al. 2013. Depression in epilepsy：a systematic review and meta-analysis. Neurology，80（6）：590-599

Fox MD，Buckner RL，Liu H，et al. 2014. Resting-state networks link invasive and noninvasive brain stimulation across diverse psychiatric and neurological diseases. Proc Natl Acad Sci U S A，111（41）：E4367-E4375

Fregni F，Otachi P，Valle A，et al. 2006. A randomized clinical trial of repetitive transcranial magnetic stimulation in patients with refractory epilepsy. Ann Neurol，60（4）：447-455

Hamer HM，Reis J，Mueller HH，et al. 2005. Motor cortex excitability in focal epilepsies not including the primary motor area-a TMS study. Brain，128（Pt4）：811-818

Hooper A，Paracha R，Maguire J. 2018. Seizure-induced activation of the HPA axis increases seizure frequency and comorbid depression-like behaviors. Epilepsy&Behavior，78：124-133

Husain FT，Nandipati G，Braun AR，et al. 2002. Simulating transcranial magnetic stimulation during PET with a large-scale neural network model of the prefrontal cortex and the visual system. NeuroImage，15（1）：58-73

Jobe PC，Dailey JW，Wernicke JF. 1999. A noradrenergic and serotonergic hypothesis of the linkage between epilepsy and affective disorders. Crit Rev Neurobiol, 13（4）: 317-356

Kinoshita M, Ikeda A, Begum T, et al. 2005. Low-frequency repetitive transcranial magnetic stimulation for seizure suppression in patients with extratemporal lobe epilepsy-a pilot study. Seizure, 14（6）: 387-392

Knowlton RC, Laxer KD, Klein G, et al. 2001. In vivo hippocampa glucose metabolism in mesial temporal lobe epilepsy. Neurology, 57（7）: 1184-1190

Kole MH, Fuchs E, Ziemann U, et al. 1999. Changes in 5-HT$_1$A and NMDA binding sites by a single rapid transcranial magnetic stimulation procedure in rats. Brain Res, 826（2）: 309-312

Michael N, Gosling M, Reutemann M, et al. 2003. Metabolic changes after repetitive transcranial magnetic stimulation （rTMS） of the left prefrontal cortex: a sham-controlled proton magnetic resonance spectroscopy（1H MRS）study of healthy brain. Eur J Neurosci, 17（11）: 2462-2468

Misawa S, Kuwabara S, Shibuya K, et al. 2005. Low-frequency transcranial magnetic stimulation for epilepsia partialis continua due to cortical dysplasia. J Neurol Sci, 234（1-2）: 37-39

Möhler H. 2006. GABAA receptors in central nervous system disease: anxiety, epilepsy, and insomnia. J Recept Signal Transduct Res, 26（5-6）: 731-740

Muller PA, Dhamne SC, Vahabzadeh-hagh AM, et al. 2014. Supresion of motor cortical excitablility in anesthetized rats by low frequency repetitive transcranial magnetic stimulation. PLoS One, 9（3）: e91065

Pereira LS, Müller VT, da Mota Gomes M, et al. 2016. Safety of repetitive transcranial magnetic stimulation in patients with epilepsy: a systematic review. Epilepsy & Behavior, 57（PtA）: 167-176

Richichi C, Brewster AL, Bender RA, et al. 2008. Mechanisms of seizure-induced 'transcriptional channelopathy of hyperpolarization activated cyclic nucleotide gated channels. Neurobiol Dis, 29（2）: 297-305

Rocha L. 2013. Interaction between electrical modulation of the brain and pharmacotherapy to control pharmacoresistant epilepsy. Pharmacol Ther, 138（2）: 211-228

Russo E, Citraro R, Scicchitano F, et al. 2011. Vigabatrin has antiepileptogenic and antidepressant effects in ananimal model of epilepsy and depression comorbidity. Behavioural Brain Research, 225（1）: 373-376

Santiago-Rodriguez E, Cardenas-Morales L, Harmony T, et al. 2008. Repetitive transcranial magnetic stimulation decreases the number of seizures in patients with focal neocortical epilepsy. Seizure, 17（8）: 677-683

Seynaeve L, Devroye A, Dupont P, et al. 2016. Randomized crossover sham-controlled clinical trial of targeted low-frequency transcranial magnetic stimulation comparing a figure-8 and a round coil to treat refractory neocortical epilepsy. Epilepsia, 57（1）: 141-150

Shon YM. 2019. Therapeutic effect of repetitive transcranial magnetic stimulation on non-lesional focal refractory epilepsy. J Clin Neurosci, 63: 130-133

Sun W, Mao W, Meng X, et al. 2012. Low-frequency repetitive transcranial magnetic stimulation for the treatment of refractory partial epilepsy: a controlled clinical study. Epilepsia, 53（10）: 1782-1789

Theodore WH, Hunter K, Chen R, et al. 2002. Transcranial magnetic stimulation for the treatment of seizures: a controlled study. Neurology, 59（4）: 560-562

Triggs WJ, Ricciuti N, Ward HE. 2010. Right and left dorsolateral pre-frontal rTMS treatment of refractory depression: a randomized, sham-controlled trial. Psychiatry Res, 178（3）: 467-474

Uludag IF, Duksal T, Tiftikcioglu BI, et al. 2015. IL-1beta, IL-6 and IL1Ra levels in temporal lobe epilepsy. Seizure, 26: 22-25

Witte OW, Bruehl C. 1999. Distant functional and metabolic disturbances in focal epilepsy. Adv Neurol, 81: 383-388

Xu D, Miller SD, Koh S. 2013. Immune mechanisms in epileptogenesis. Front Cell Neurosci, 7: 195

缩略词英汉对照表

英文缩写	英文全称	中文名
A		
ACC	anterior cingulate cortex	前扣带回皮质
AD	Alzheimer's disease	阿尔茨海默病
ADL	activity of daily life scale	日常生活能力量表
AN	affective network	情感网络
APP	amyloid precursor protein	淀粉样前体蛋白
ASO	antisense oligonucleotide	反义寡核苷酸
Aβ	amyloid β	β淀粉样蛋白
B		
BDNF	brain-derived neurotrophic factor	脑源性神经营养因子
BFMDRS	Burke-Fahn-Marsden dystonia rating scale	Burke-Fahn-Marsden 肌张力障碍评定量表
C		
CBI	cerebellar brain inhibition	小脑大脑抑制
CBT	cognitive behavioral therapy	认知行为疗法
CEN	central executive network	中央执行网络
CMCT	central motor conduction time	中枢运动传导时间
CCN	cognitive control network	认知控制网络
cSP	cortical silent period	皮质静息期
cTBS	continuous theta burst stimulation	连续 theta 爆发式刺激
D		
DBS	deep brain stimulation	深部脑刺激
DLPFC	dorsolateral prefrontal cortex	前额叶背外侧
DMN	default mode network	默认网络
dPM	dorsal premotor area	背侧运动前区
DSM-5	Diagnostic and Statistical Manual of Mental Disorders, Fifth Edition	美国《精神障碍诊断与统计手册》第 5 版
E		
EEG	electroencephalogram	脑电图
ET	essential tremor	特发性震颤

续表

英文缩写	英文全称	中文名
F		
FMA	Fugl-Mayer assessment	Fugl-Meyer 评分
fMRI	functional magnetic resonance imaging	功能性磁共振成像
G		
GABA	gamma aminobutyric acid	γ-氨基丁酸
GAD	generalized anxiety disorder	广泛性焦虑
GPi	globus pallidus interna	苍白球内侧核
H		
HAMA	Hamilton anxiety scale	汉密尔顿焦虑量表
HAMD	Hamilton depression scale	汉密尔顿抑郁量表
I		
ICARS	international cooperative ataxia rating scale	国际合作共济失调评定量表
ICF	intracortical facilitation	经皮质易化
IFG	inferior frontalis gyrus	额下回
iMCS	invasive motor cortex stimulation	侵入性运动皮质刺激
IPMDS	international Parkinson and movement disorder society	国际帕金森与运动障碍协会
ISI	insomnia severity index	失眠严重程度指数量表
iTBS	intermittent theta burst stimulation	间隔 theta 爆发式刺激
L		
LDLPFC	the left dorsolateral prefrontal cortex	左前额叶背外侧
LICI	long-interval intracortical inhibition	长间隔经皮质抑制
LNNS	local neural networks synchronization	局部神经网络同步化
LTD	long-term depression	长时程抑制
LTP	long-term potentiation	长时程增强
M		
M1	primary motor cortex	初级运动皮质
MCI	mild cognitive impairment	轻度认知障碍
MDD	major depressive disorder	抑郁症
MECT	modified electroconvulsive therapy	改良电休克治疗
MEG	magnetoencephalogram	脑磁图
MEP	motor evoked potential	运动诱发电位
MMSE	mini-mental state exam	简易智能状态检查量表
MoCA	montreal cognitive assessment	蒙特利尔认知评估
MRI	magnetic resonance imaging	磁共振成像
MRA	magnetic resonance angiography	磁共振血管成像

英文缩写	英文全称	中文名
MRS	magnetic resonance spectrum	磁共振波谱
MST	magnetic seizure therapy	磁休克治疗
MT	motor threshold	运动阈值
N		
NGF	nerve growth factor	神经生长因子
NIBS	non-invasive brain stimulation	无创脑刺激
NIHSS	National Institute of Health Stroke Scale	美国国立卫生研究院卒中量表
NMDA	N-methyl-D-aspartate	N-甲基-D-天冬氨酸
NMDAR	N-methyl-D-aspartic acid receptor	N-甲基-D-天冬氨酸受体
nNOS	neuronal nitric oxide synthase	神经元型一氧化氮合酶
O		
OCD	obsessive-compulsive disorder	强迫症
OFC	orbital frontal cortex	眶额叶皮质
OPCA	olivopontocerebellar atrophy	橄榄体脑桥小脑萎缩
P		
PCC	posterior cingulate cortex	后扣带回皮质
PD	Parkinson's disease	帕金森病
PET	positron emission tomography	正电子发射断层显像
ppTMS	paired-pulse TMS	成对脉冲刺激
pre-LTP	presynaptic long-term potentiation	突触前长时程增强
PMC	premotor cortex	运动前区皮质
pSAC	parietal somatosensory association cortex	顶叶躯体感觉联合皮质
PSD	post stroke depression	脑卒中后抑郁
PSG	polysomnography	多导睡眠图
PSQI	Pittsburgh sleep quality index	匹兹堡睡眠质量指数
PTSD	post-traumatic stress disorder	创伤后应激障碍
R		
RCT	randomized controlled trial	随机对照试验
RDLPFC	the right dorsolateral prefrontal cortex	右前额叶背外侧
REMS	rapid eye movements	快速眼动期
RMT	resting motor threshold	静息运动阈值
RN	reward network	奖励网络
rPMS	repetitive peripheral magnetic stimulation	重复外周磁刺激
R-PPC	the right posterior parietal cortex	右侧后顶叶
rTMS	repetitive transcranial magnetic stimulation	重复经颅磁刺激

续表

英文缩写	英文全称	中文名
S		
S1	primary somatosensory cortex（postcentral gyrus）	初经感觉皮质（中央后回）
SAI	short-latency afferent inhibition	短潜伏期传入抑制
SARA	scale for the assessment and rating of ataxia	共济失调评定量表
SCA	spinocerebellar ataxia	脊髓小脑共济失调
SEP	sensory evoked potential	躯体感觉诱发电位
SICI	short inter cortical inhibition	短间隔经皮质抑制
SMA	supplementary motor area	辅助运动区
SMN	sensorimotor network	感觉运动网络
SN	salience network	突显网络
SNRI	serotonin and noradrenaline reuptake Inhibitor	去甲肾上腺素再摄取抑制剂
SSRI	selective serotonin reuptake inhibitor	5-羟色胺再摄取抑制剂
T		
TASS	transcranial magnetic stimulation adult safety screen	经颅磁刺激成人安全筛查
TCD	transcranial doppler sonography	经颅多普勒超声
tDCS	transcranial direct current stimulation	经颅直流电刺激
TETRAS	the essential tremor rating assessment scale	特发性震颤评定量表
TRD	treatment resistant depression	难治性抑郁症
TRS	tremor rating scale	震颤评定量表
U		
UPDRS Ⅲ	unified Parkinson's disease rating scale Ⅲ	统一帕金森病评定量表第Ⅲ部分
V		
VD	vascular dementia	血管性痴呆
VCI	vascular cognitive impairment	血管性认知障碍
VCIND	vascular cognitive impairment no dementia	非痴呆性血管性认知障碍
VIM	ventral intermediate nucleus	丘脑腹中间核